新型冠状病毒感染的肺炎预防手册

河南省疾病预防控制中心 编写

河南科学技术出版社
·郑州·

图书在版编目（CIP）数据

新型冠状病毒感染的肺炎预防手册 / 河南省疾病预防控制中心编写 . —郑州：河南科学技术出版社，2020.2（2020.4 重印）

ISBN 978-7-5349-9525-5

Ⅰ . ①新… Ⅱ . ①河… Ⅲ . ①日冕形病毒—病毒病—肺炎—预防（卫生）—手册 Ⅳ . ① R563.101-62

中国版本图书馆 CIP 数据核字 (2020) 第 020387 号

出版发行：河南科学技术出版社

地址：郑州市郑东新区祥盛街 27 号　**邮编**：450016

电话：（0371）65737028　65788613

网址：www.hnstp.cn

出 版 人：汪林中

策划编辑：马艳茹

责任编辑：李　林　吴　沛　邓　为　高　杨

责任校对：吴贯一　高　杨

整体设计：张　伟　吴　沛

责任印制：朱　飞

印　　刷：河南新华印刷集团有限公司

经　　销：全国新华书店

开　　本：890 mm×1240 mm　1/32　**印张**：3.75　**字数**：50 千字

版　　次：2020 年 2 月第 1 版　2020 年 4 月第 3 次印刷

定　　价：12.00 元

《新型冠状病毒感染的肺炎预防手册》编委会

主　　编：周　勇　郭万申
副 主 编：韩志伟　赵东阳
编写人员：李　莹　安伟峰　杨俊伟
　　　　　刘俊华　何景阳　朱　毅

媒体合作单位：医药卫生报社

前言

新型冠状病毒感染的肺炎疫情发生以来，河南省全面系统贯彻落实习近平总书记重要讲话、重要指示精神和党中央、国务院决策部署，始终把人民群众生命安全和身体健康放在第一位，成立省疫情防控指挥部，省委书记担任总指挥、省长担任第一副总指挥、主管副省长担任常务副总指挥，亲临一线、靠前指挥，及时启动重大突发公共卫生事件一级应急响应，各部门齐心协力、联防联控。全省上下万众一心，紧盯重点地区、紧盯重点人群、紧盯乡村社区，网格式管理、地毯式排查，群防群控，有力有序推进疫情防控工作。

新型冠状病毒感染的肺炎已经被纳入《中华人民共和国传染病防治法》规定的乙类传染病，并采取甲类传染病的预防控制措施，同时纳入《中华人民共和国国境卫生防疫法》规定的检疫传染病管理。为更好地预防控制疫情继续传播和扩散，保障人民群众生命安全和身体健康，维持正常生产、生活秩序，河南省疾病预防控制中心第一时间投入到抗击疫情第一线，进行技术指导，科研攻关，在河南省卫生健康委员会的指导下，与医药卫生报社、中原出版传媒集团河南科学技术出版社联合推出此书，旨在对公众普及正确的、权威的、专业的新型冠状病毒感染的肺炎相关知识，提高老百姓自我防护意识和能力，避免恐慌心理，凝聚起众志成城、共克时艰的正能量。

本书围绕疫情防控的相关话题，以问答的形式，引领读者认识新型冠状病毒、新型冠状病毒感染的肺炎，以及如何做到有效防护、科学应对。医药卫生报社还以本书内容为依据，利用融媒体方式录制了《新型冠状病毒感染的肺炎预防知识 100 问》节目，以更加生动的形式传播防护知识（可扫书中二维码观看）。由于编写时间紧迫，不当之处，请予以指正。

疫情就是命令，防控就是责任。我们坚信，在以习近平同志为核心的党中央坚强领导下，紧紧依靠全省亿万人民群众，坚定信心、同舟共济、科学防治、精准施策，一定能够夺取这场疫情防控阻击战的全面胜利。

本书编委会

2020 年 2 月

新型冠状病毒感染的肺炎预防知识 100 问

来源：医药卫生报 www.yywsb.com

电子书

目录

1 什么是病毒

病毒主要是由核酸和包裹核酸的蛋白质所形成的肉眼看不见的微小颗粒。病毒在其感染的细胞内进行扩增，核心环节是其遗传物质核酸分子的复制。所谓“复制”，是指以一个核酸作为模板产生出与其一模一样的一个新的核酸。独立的病毒无法完成任何生命过程，不表现出任何生命特征，但病毒在进入细胞后就立即表现出活跃的生命特征，利用宿主细胞的系统进行复制扩增，产生新的病毒，在这个过程中可能会对宿主造成一定的伤害。

2 病毒是如何对个体造成伤害的

病毒可以单个入侵人体，也可以很多个一起入侵人体。病毒会进入到该个体的组织细胞中，新型冠状病毒主要进入肺组织细胞——医学上称为肺上皮细胞。肺组织有数以亿计的上皮细胞，病毒一旦进入肺上皮细胞，便开始繁殖（核心是 RNA 复制），在细胞内形成很多个新的病毒颗粒，导致细胞死亡，新的病毒颗粒被释放出来，进而感染周围的肺上皮细胞。如果机体免疫系统有缺陷，上述感染过程会在很短的时间内暴发，导致肺组织严重受损，个体死亡。但是正常情况下，我们的免疫系统不会视而不见。免疫分为先天免疫（医学上称固有免疫）和后天免疫（医学上称获得性免疫），能够从多个层次抑制和清除入侵的病毒。

3 什么是感染性肺炎

感染性肺炎是指主要由不同种病原微生物感染导致的肺部炎症。感染性肺炎的病原体可根据病原微生物种类分为细菌、病毒、真菌、支原体、衣原体等几大类型。冬春季是呼吸道传染病高发季节，也是病毒性肺炎高发时期。病毒性肺炎主要临床症状有发热、咳嗽或胸闷、呼吸困难等。

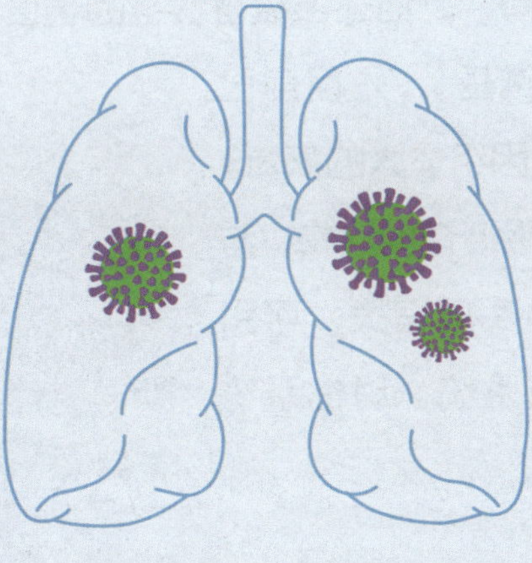

4 什么是冠状病毒

冠状病毒，因在电子显微镜下可观察到病毒外表的冠状构造而得名，其传播史可谓“劣迹斑斑”，它不仅是普通感冒的主要病原体之一，更是几次严重疫情的罪魁祸首。

冠状病毒，是一类具有囊膜、基因组为线性单股正链的 RNA 病毒，是自然界广泛存在的一大类病毒。病毒基因组 5' 端具有甲基化的帽状结构，3' 端具有 poly(A) 尾，基因组全长 27 ～ 32 kb（kb 是 kilobase 的缩写，是描述多核苷酸链的长度单位，相当于单链核酸中 1 000 个碱基），是目前已知 RNA 病毒中基因组最大的病毒。

冠状病毒仅感染脊椎动物，与人和动物的多种疾病有关，可引起人和动物呼吸系统、消化系统和神经系统疾病。

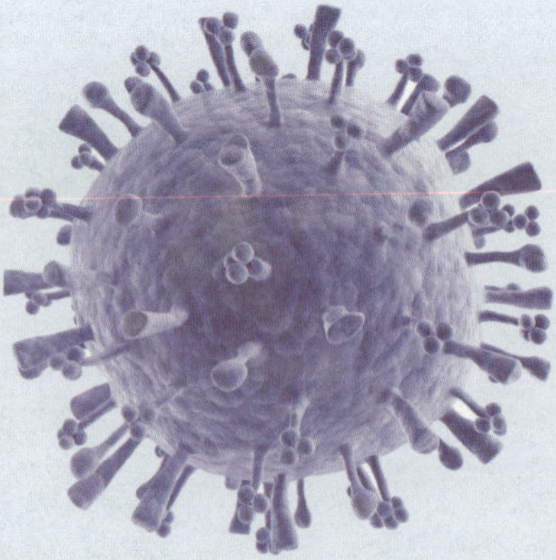

5 冠状病毒的理化特性是什么

人冠状病毒对热较为敏感，病毒在 4 ℃合适维持液中为中等稳定，-60 ℃可保存数年，但随着温度的升高，病毒的抵抗力下降，如 HCoV-229E（冠状病毒的一种，致病性较低，一般引起呼吸道症状，类似普通感冒）于 56 ℃ 10 分钟或者 37 ℃数小时即可丧失感染性。

人冠状病毒不耐酸、不耐碱，病毒复制的最适宜 pH 值（酸碱度）为 7.2。

人冠状病毒对有机溶剂和消毒剂敏感，75% 酒精、乙醚、氯仿、甲醛、含氯消毒剂、过氧乙酸和紫外线均可灭活病毒。氯己定不能有效灭活病毒。

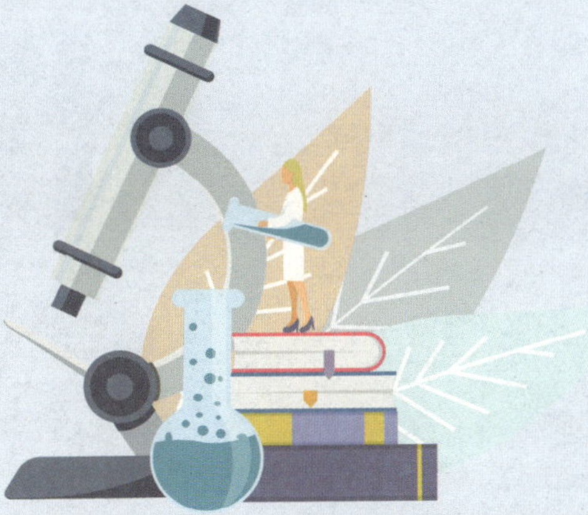

6 冠状病毒的流行病学研究

在全球，10% ~ 30% 的上呼吸道感染由 HCoV-229E、HCoV-OC43、HCoV-NL63 和 HCoV-HKU1 四类冠状病毒引起，在造成普通感冒的病因中占第二位，仅次于鼻病毒。感染呈现季节性流行，每年春季和冬季为疾病高发期。通常有潜伏期，人群普遍易感。主要通过人与人接触传播。

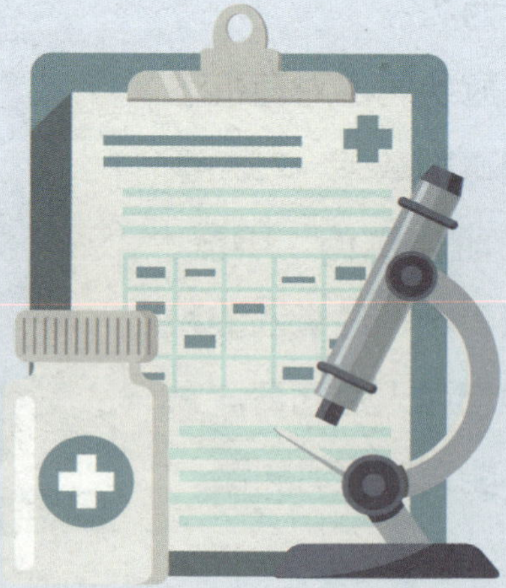

7 动物冠状病毒有哪些

动物冠状病毒包括哺乳动物冠状病毒和禽冠状病毒。

哺乳动物冠状病毒主要为 α、β 属冠状病毒，可感染蝙蝠、猪、犬、猫、鼠、牛、马等多种哺乳类动物。

禽冠状病毒主要来源于 γ、δ 属冠状病毒，可感染鸡、麻雀、鸭、鹅、鸽子等多种禽鸟类。

很多野生动物都可能携带病原体，成为某些传染病的传播媒介，如果子狸、蝙蝠、竹鼠、獾等是冠状病毒的常见宿主。

由于新型冠状病毒的进化邻居和外类群都在各类蝙蝠中有发现，推测新型冠状病毒的自然宿主可能是蝙蝠。因此，不要吃未经检疫的野生动物、生鲜等食品，不要为了“尝鲜”而冒险。

8 可感染人的冠状病毒有哪些

迄今为止，除本次引起病毒性肺炎疫情的新型冠状病毒外，还有 6 种可感染人的冠状病毒（HCoV-229E、HCoV-OC43、SARS-CoV、HCoV-NL63、HCoV-HKU1 和 MERS-CoV）。

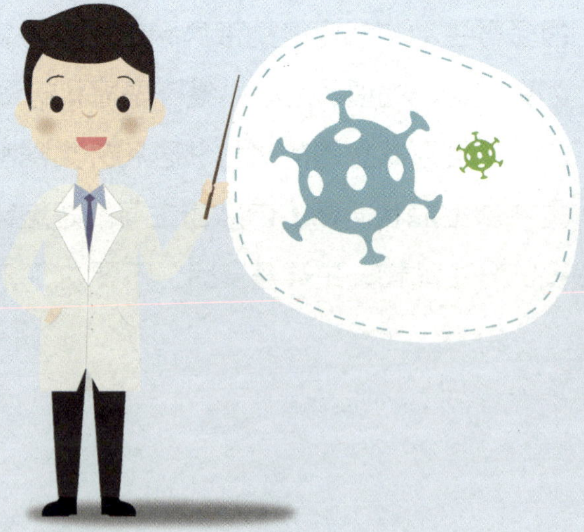

9 冠状病毒是如何由动物传播给人的

许多冠状病毒的天然宿主都是蝙蝠。蝙蝠很有可能就是新型冠状病毒的原生宿主，经过演化变异，完成了蝙蝠—中间宿主—人的传播。不过，从蝙蝠到人可能还存在更多的中间宿主，目前还没有确认。

冠状病毒由动物到人、人传人的主要传播途径：飞沫传播和接触传播。

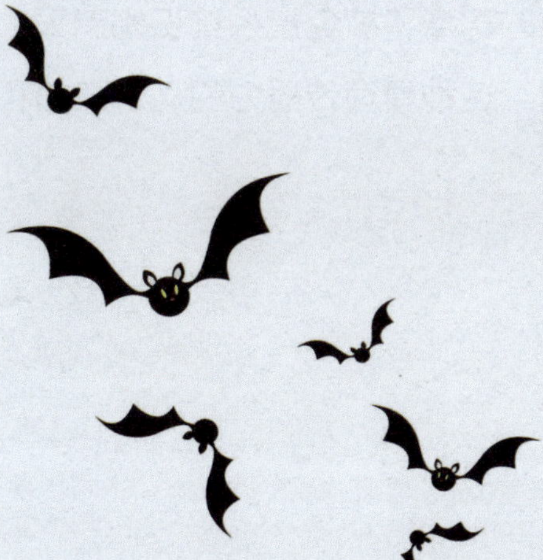

10 冠状病毒的致病性是怎样的

冠状病毒主要感染成人或较大儿童，引起普通感冒和咽喉炎，某些毒株还可引起成人腹泻。病毒经飞沫传播，粪口途径亦可以传播。主要在冬春季流行。

病毒感染人类，其本质是病毒和我们免疫系统的一个相互斗争的过程。在这个过程中，具有传播力的病毒感染人群后，病毒在感染人群的细胞内通过复制发生突变，由于受到免疫监视的压力，高毒力的病毒将被免疫系统识别消灭。因此，从一个较长的时间窗来看，这种具有传播力的病毒毒力和致病性只会变弱，而不会加强。

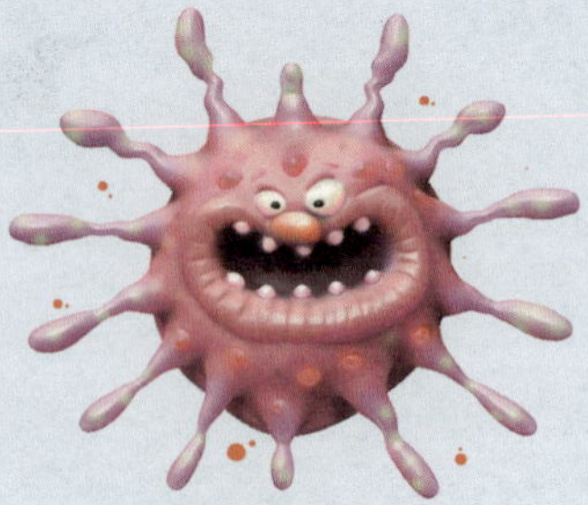

11 什么是新型冠状病毒

此次发现的新型冠状病毒是一种以前尚未在人类中发现的冠状病毒。由于冠状病毒发生抗原性变异产生了新型冠状病毒，人群缺少对变异病毒株的免疫力，所以引起了新型冠状病毒肺炎的流行。2020 年1月 27 日，国家病原微生物资源库发布了由中国疾病预防控制中心病毒病预防控制所成功分离的我国第一株从环境样本中分离的新型冠状病毒毒种的中英文名称、编号（NPRC 2020.00002）信息及其电镜照片、新型冠状病毒核酸检测引物和探针序列等全球首次发布的重要权威信息，并提供共享服务。

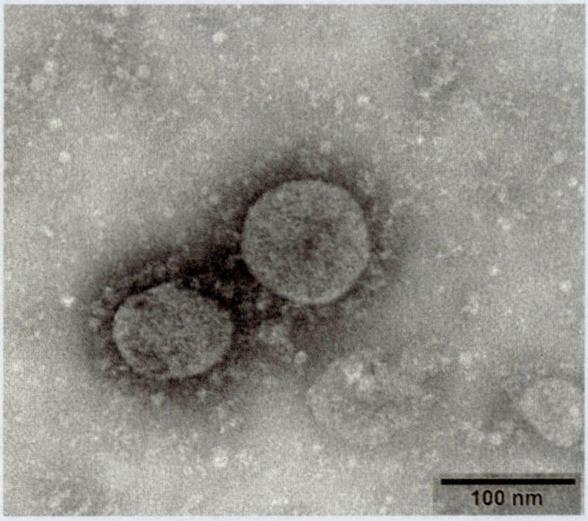

12 新型冠状病毒的特点有哪些

新型冠状病毒属于 β 属的新型冠状病毒，有包膜，颗粒呈圆形或椭圆形，常为多形性，直径 60 ～ 140 纳米。其基因特征与 SARSr-CoV 和 MERSr-CoV 有明显区别。目前研究显示，新型冠状病毒与蝙蝠 SARS 样冠状病毒 (bat-SL-CoVZC45) 同源性达 85% 以上。体外分离培养时，新型冠状病毒 96 小时左右即可在人呼吸道上皮细胞内发现，而在 VeroE6 和 Huh-7 细胞系中分离培养需约 6 天。

对新型冠状病毒理化特性的认识多来自对 SARSr-CoV 和 MERSr-CoV 的研究。病毒对紫外线和热敏感，56 ℃ 30 分钟、乙醚、75% 乙醇、含氯消毒剂、过氧乙酸和氯仿等脂溶剂均可有效灭活病毒，氯己定不能有效灭活病毒。

13 新型冠状病毒会人传人吗

目前所见传染源主要是新型冠状病毒感染的患者，经呼吸道飞沫和接触传播，气溶胶传播和粪口传播也存在可能性，传播途径导致人传人。无症状感染者存在传染性，但其传染期长短、传染性强弱、传播方式等尚需开展进一步研究。

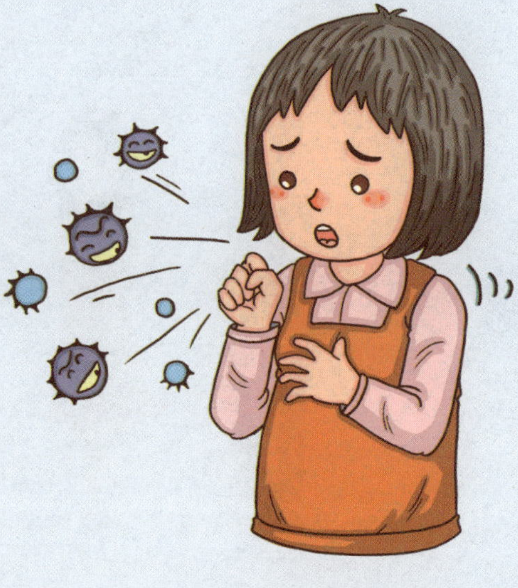

14 哪些人容易感染新型冠状病毒

人群普遍易感。新型冠状病毒感染的肺炎在免疫功能低下和免疫功能正常人群均可发生。

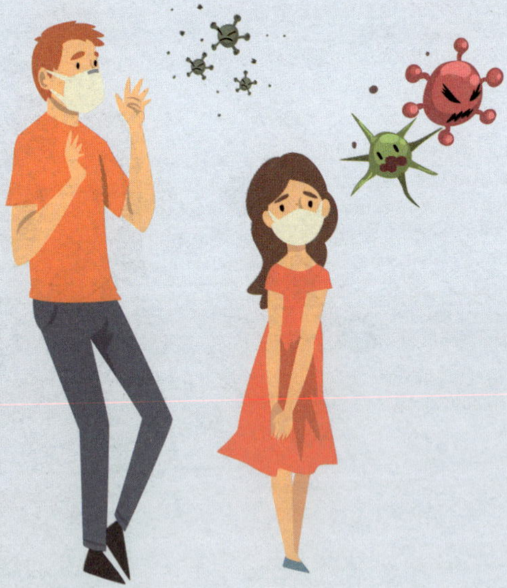

15 感染本次新型冠状病毒的症状有哪些

新型冠状病毒感染以发热、乏力、干咳为主要表现。少数病人伴有鼻塞、流涕、咽痛和腹泻等症状。重症病人多在发病一周后出现呼吸困难和/或低氧血症，严重者快速进展为急性呼吸窘迫综合征、脓毒症休克、难以纠正的代谢性酸中毒、出凝血功能障碍和多器官功能衰竭等。值得注意的是重症、危重型病人病程中可为中低热，甚至无明显发热。

轻型病人仅表现为低热、轻微乏力等，无肺炎表现。

从目前收治的病例情况看，多数病人预后良好，少数病人病情危重。老年人和有慢性基础疾病者预后较差。儿童病例症状相对较轻。

16 哪些人是可疑暴露者

可疑暴露者是指暴露于新型冠状病毒检测阳性的病人、可疑的野生动物、被污染的物品和环境，且暴露时未采取有效防护的人员。

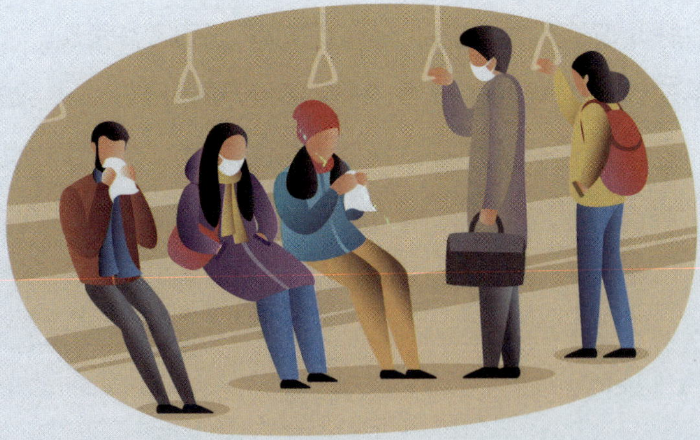

17 怎样判断疑似病例

结合流行病学史和临床表现综合分析：

（1）流行病学史：①发病前 14 天内有武汉市及周边地区，或其他有病例报告社区的旅行史或居住史；②发病前 14 天内与新型冠状病毒感染者（核酸检测阳性者）有接触史；③发病前 14 天内曾接触过来自武汉市及周边地区，或来自有病例报告社区的发热或有呼吸道症状的患者；④聚集性发病。

（2）临床表现：①发热和 / 或呼吸道症状；②具有上述新型冠状病毒肺炎影像学特征；③发病早期白细胞总数正常或降低，或淋巴细胞计数减少。

有流行病学史中的任何一条，且符合临床表现中任意 2 条；无明确流行病学史的，符合临床表现中的 3 条。二者均可判断为疑似病例。

18 什么是无症状感染者

目前，在对病例密切接触者观察过程中，发现有一些人没有相关症状，但是新型冠状病毒核酸检测是阳性的，并有一定病毒传播力，这一类人被称为无症状感染者。

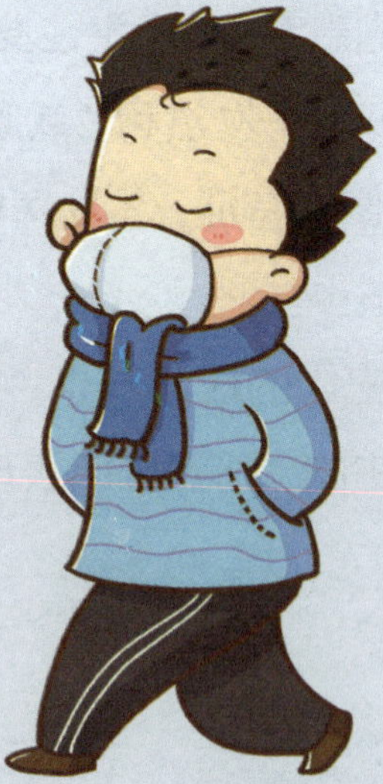

19 什么是超级传播者

世界卫生组织提出：把病毒传染给十人以上的病人称为超级传播者。

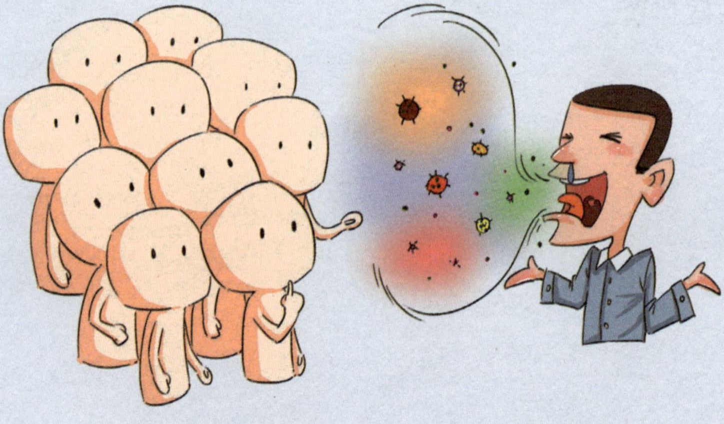

20 出现哪些症状需要就医

新型冠状病毒感染的肺炎以发热、乏力、干咳为主要表现。少数病人伴有鼻塞、流涕、腹泻等症状。重症病例多在1周后出现呼吸困难，严重者快速进展为急性呼吸窘迫综合征、脓毒症休克、难以纠正的代谢性酸中毒和凝血功能障碍。如果出现呼吸道症状，以及发热、畏寒、乏力、腹泻、结膜充血等症状者需要及时就医排查。

21 如果出现发热等症状，是否意味着被感染

很多呼吸道疾病都会出现发热症状，是否被新型冠状病毒感染，需要医生根据其流行病学史、临床表现及实验室检测结果综合判断。

若出现发热症状不要恐慌，应及时做好个人防护，并到有关医疗机构就医。

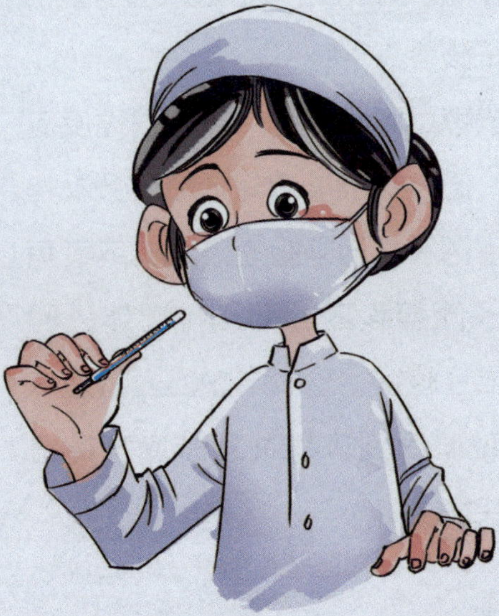

22 干咳与咳嗽有什么区别

干咳与咳嗽的主要区别在于是否有痰。

干咳是指咳嗽时无痰或痰量极少的咳嗽。普通感冒、急性支气管炎也会引起干咳，一些呼吸道感染性疾病也很常见，如急性鼻窦炎、急性鼻炎、急性扁桃体炎、急性咽炎、慢性支气管炎急性发作等。除此之外，吸入一些刺激性气体、粉尘等也可以诱发急性干咳。

咳嗽是呼吸道的一种保护性反应机制，通过咳嗽能清除呼吸道分泌物和有害因子。当呼吸道分泌物或者有害因子随着咳嗽的动作排出体外时就形成了咳痰。咳嗽与咳痰通常意味着呼吸道受到了某种刺激或者存在某种疾病。

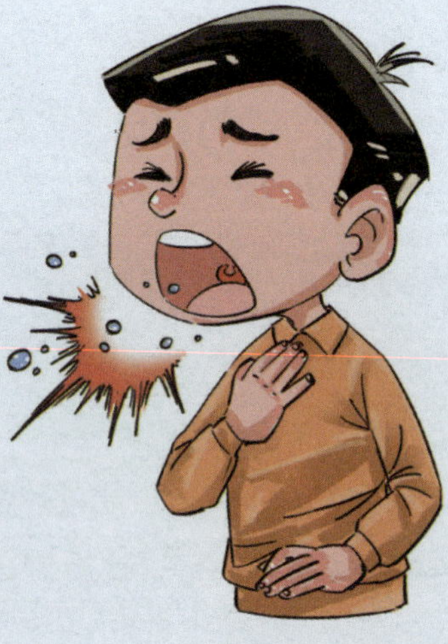

23 可能被新型冠状病毒感染的途径有哪些

主要传播途径为经呼吸道飞沫和接触传播，在相对封闭的环境中长时间暴露于高浓度气溶胶情况下存在经气溶胶传播的可能，其他传播途径尚待明确。日常生活中主要体现在以下几个方面：

（1）通过咳嗽或打喷嚏的呼吸道飞沫在空气中传播。

（2）没有安全防护的情况下与发病病人进行了密切接触。

（3）触摸被污染的物体表面，然后用被污染的手接触嘴、鼻子或眼睛等。

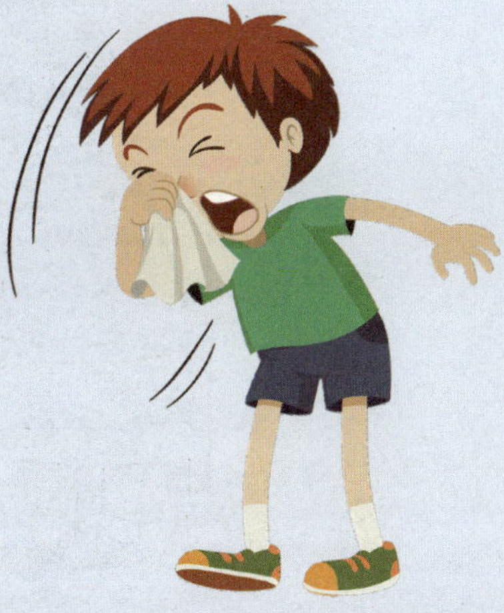

24 怀疑自己感染了新型冠状病毒怎么办

如果怀疑自己感染了新型冠状病毒，首先不要去人群密集的地方，戴上口罩，与家人保持好距离，注意通风，注意个人卫生，及时到就近的定点救治医院发热门诊就诊。就诊时避免乘坐公共交通工具，要主动详实告诉医生去过哪里，接触过哪些人，配合医生开展调查。

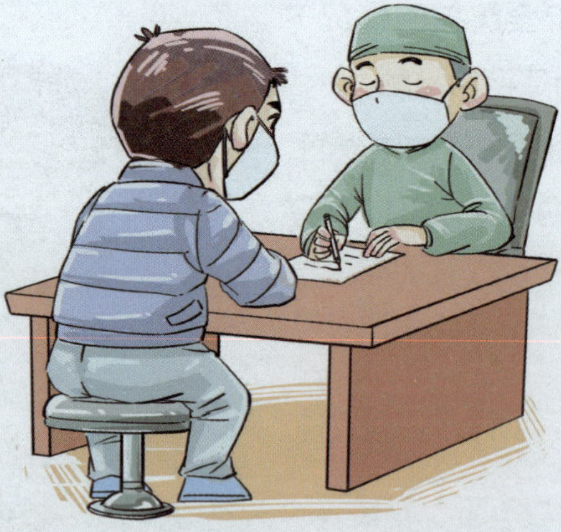

25 发热门诊如何接诊

如果病人想到医院就诊，首先要戴好口罩，到达医院门诊大厅后，门诊入口设红外线扫描仪监测病人体温，如果发现发热病人，由专人引导至预检分诊处；预检分诊处详细询问病人流行病学史，若有流行病学史且发热的病人，由专人引导至发热门诊；没有流行病学史的发热病人由医务人员引导至急诊呼吸科门诊进行诊治。

如果有病人半夜发热，病人戴上口罩到达医院急诊科时，经红外线扫描仪监测病人后由专人引导至急诊分诊处进行预检分诊，把有流行病学史的发热病人引导至发热门诊，没有流行病学史的发热病人引导至急诊呼吸科门诊就诊。

26 医院如何避免交叉感染

对于医院来讲，要完善门诊区域发热病人隔离处置流程，确保预检分诊和发热门诊有效运行。有条件的医疗机构可以提供网上或电话问诊咨询服务，对于符合条件的慢性病、老年病病人，处方用量可以适当延长，减少病人来院就诊次数。对于春节后预约住院的病人，可根据情况适当延后入院时间。非急诊手术延后择期进行，并向病人做好沟通解释。

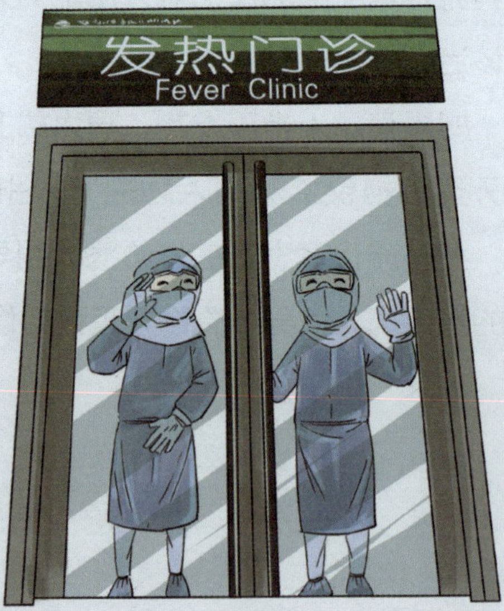

27 如何确诊新型冠状病毒感染的肺炎

在符合疑似病例标准的基础上，呼吸道标本或血液标本实时荧光 RT-PCR 检测新型冠状病毒核酸阳性，呼吸道标本或血液标本病毒基因测序与已知的新型冠状病毒高度同源，在综合流行病学史和临床表现判定为新冠肺炎疑似病例的基础上，再根据核酸检测或病毒基因测序结果，判定为新冠肺炎确诊病例。

28 目前针对新型冠状病毒感染的肺炎有无特效药物和疫苗

目前无特效药，只能对症支持治疗。

针对新型冠状病毒感染的肺炎，药物和疫苗的研发都在进行中，同时国家也在对一些中药进行观察研究。

29 无发热、咳嗽的“不典型”病人如何不漏诊

根据武汉大学人民医院研究组2020年1月23日发布的《新型冠状病毒性肺炎（2019-nCoV）病人的识别与防护——高度重视非呼吸系统的首发症状》，有部分病人是以非呼吸系统症状为首发症状的情况，如：以消化系统症状为首发表现，如轻度食欲不振、乏力、精神差、恶心呕吐、腹泻等；以神经系统症状为首发表现，如头痛；以心血管系统症状为首发表现，如心慌、胸闷等；以眼科症状为首发表现，如结膜炎；仅有轻度四肢或腰背部肌肉酸痛。

上述以非呼吸系统为首发表现的病人，应转至相关科室（如消化内科、神经内科、心血管内科等）就诊，避免造成误诊和漏诊。

30 老年人更容易感染新型冠状病毒吗

诊断学上一般将 65 周岁及以上的人定义为“老年人”。不过，每个人的身体状况不同，建议 60 周岁以上的人都提高健康意识，密切关注自身状况。

新型冠状病毒对各人群普遍易感。老年人的免疫力通常较低，并且经常伴有心血管疾病等基础疾病，感染病毒之后病情较重，更有可能快速进展为重症，乃至死亡，因此，确实需要更加重视。

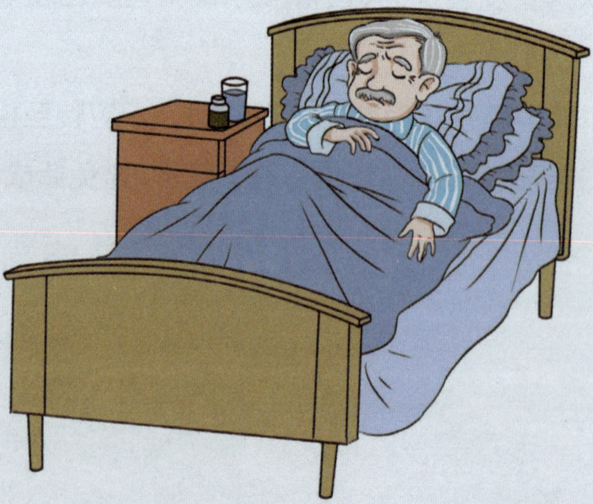

31 为什么要对密切接触者进行医学观察 14 天

目前对密切接触者采取较为严格的医学观察等预防性公共卫生措施是十分必要的，这是一种对公众健康安全负责任的态度，也是国际社会通行的做法。参考其他冠状病毒所致疾病潜伏期，结合新型冠状病毒感染的肺炎病例相关信息和当前防控实际情况，将密切接触者医学观察期定为 14 天，并对密切接触者进行居家医学观察。因为潜伏期具有传染性，潜伏期一般为 1~14 天，经过 14 天的医学隔离观察进行判定是否被感染。

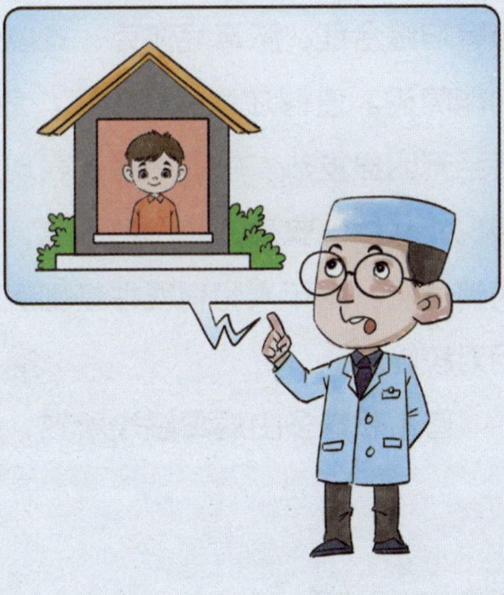

32 新型冠状病毒感染的肺炎与普通感冒有何不同

在中华人民共和国国家卫生健康委员会下发的《关于印发新型冠状病毒感染的肺炎诊疗方案（试行第五版）》中指出新型冠状病毒感染的肺炎临床表现为："基于目前的流行病学调查，潜伏期 1~14 天，多为 3~7 天。以发热、乏力、干咳为主要表现。少数患者伴有鼻塞、流涕、咽痛和腹泻等症状。重症患者多在发病一周后出现呼吸困难和 / 或低氧血症，严重者快速进展为急性呼吸窘迫综合征、脓毒症休克、难以纠正的代谢性酸中毒和出凝血功能障碍。值得注意的是重症、危重症患者病程中可为中低热，甚至无明显发热。轻型患者仅表现为低热、轻微乏力等，无肺炎表现。从目前收治的病例情况看，多数患者预后良好，少数患者病情危重。老年人和有慢性基础疾病者预后较差。儿童病例症状相对较轻。"

普通感冒多由病毒感染所致，少数由细菌或支原体引起，全年可发。主要症状为喉咙痛、咳嗽、打喷嚏和流鼻涕，儿童、部分成年病人会有发热的情况，总体来说症状不会很严重，一般经过 5 ~ 7 天会慢慢自愈。

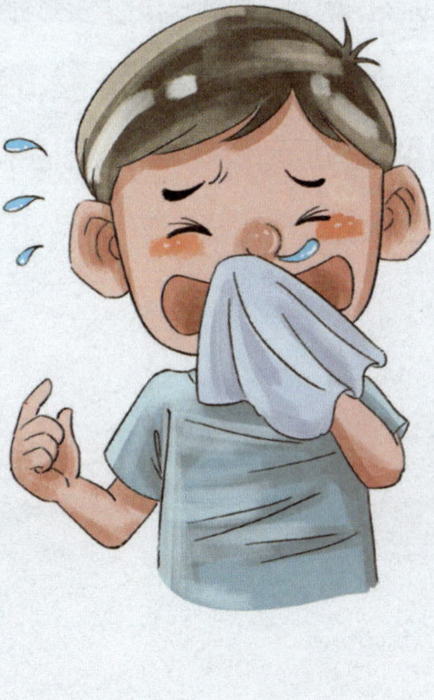

33 新型冠状病毒感染的肺炎与流感有什么区别

流行性感冒简称流感，是由甲、乙、丙三型流感病毒分别引起的急性呼吸道传染病。甲型流感病毒常以流行形式出现，可引起世界性大流行。乙型流感病毒常常引起局部暴发。丙型流感病毒主要以散在形式出现，一般不引起流行。人的一生可能会多次感染相同和（或）不同型别的流感病毒。流感有明显的季节性，通常局部症状轻而全身症状重。

34 新型冠状病毒感染的肺炎与非典型肺炎（SARS）有什么不同

非典型性肺炎又称严重急性呼吸综合征，简称 SARS，是感染 SARS 冠状病毒导致的一种呼吸道传染病，极强的传染性与病情快速进展是此病的主要特点。

新型冠状病毒与 SARS 病毒同属于冠状病毒家族，但基因结构存在差异。

35 宠物是否会传播新型冠状病毒

虽然目前没有证据显示猫、狗等常见宠物会感染新型冠状病毒，但是，不能排除猫、狗等宠物体表携带病毒，造成环境污染。因此，与宠物接触后用肥皂和流水洗手，可以减少其他常见病原微生物对人造成的间接接触传染。

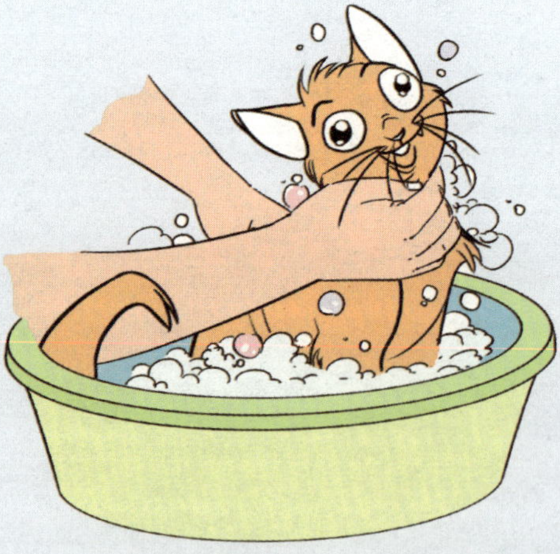

36 新型冠状病毒防疫期间为什么不主张去看口腔疾病

当前，新型冠状病毒已经确定的传染途径包括飞沫传播、接触传播，此时若有潜伏期病人在不知情的情况下就诊并进行口腔诊疗操作，就会通过近距离的诊治传染医生。因此，在疾病流行期间，若非急性牙髓炎、颌面部间隙感染、颌面部外伤等口腔急症，建议暂缓口腔治疗。

2020 年 1 月 31 日，河南省卫生健康委员会下发文件，要求全省口腔专科门诊部及口腔诊所全面停诊，全省口腔专科医院及二级以上医疗保健机构口腔科全面暂停口腔门诊常规诊疗工作，只保留必要的口腔急诊，做好急性牙痛、牙外伤、口腔颌面部创伤和感染等口腔急诊医疗服务，以有效控制疫情。

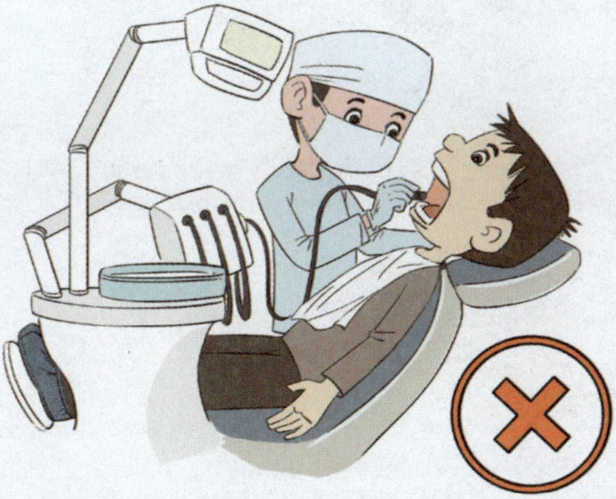

37 新型冠状病毒感染的肺炎可以治愈吗

临床上有部分新型冠状病毒感染的肺炎患者在接受治疗后，经过连续两次呼吸道病原核酸检测结果为阴性，复查胸片正常，血常规等各项检查结果正常，达到治愈出院标准。

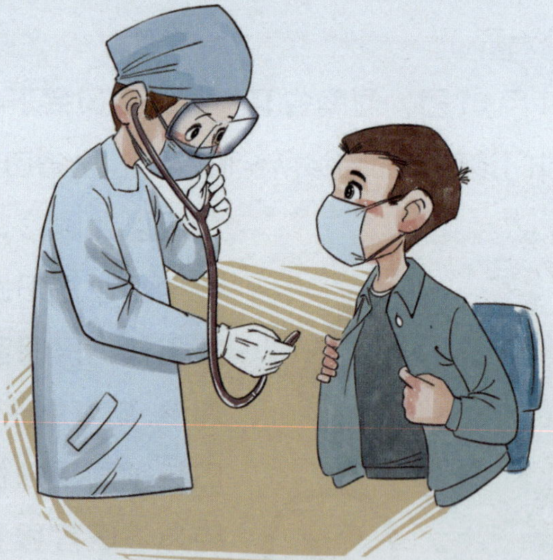

38 目前，新型冠状病毒肺炎解除隔离标准是什么

按照目前最新《新型冠状病毒肺炎诊疗方案（试行第六版）》解除隔离标准需满足以下 4 个条件：

（1）体温恢复正常 3 天以上。

（2）呼吸道症状明显好转。

（3）肺部影像学显示急性渗出性病变明显吸收好转。

（4）连续两次呼吸道标本核酸检测阴性（采样时间至少间隔 1 天）。

39 治愈出院的病人，出院后注意事项有什么

根据目前掌握的临床治愈出院的病人存在着再次发热、核酸检测阳性的情况，按照目前最新《新型冠状病毒肺炎诊疗方案（试行第六版）》，出院后注意事项有：

（1）定点医院要做好与病人居住地基层医疗机构间的联系，共享病历资料，及时将出院病人信息推送至病人辖区或居住地居委会和基层医疗卫生机构。

（2）病人出院后，因恢复期机体免疫功能低下，有感染其他病原体风险，建议应继续进行 14 天自我健康状况监测，佩戴口罩，有条件的居住在通风良好的单人房间，减少与家人的近距离密切接触，分餐饮食，做好手卫生，避免外出活动。

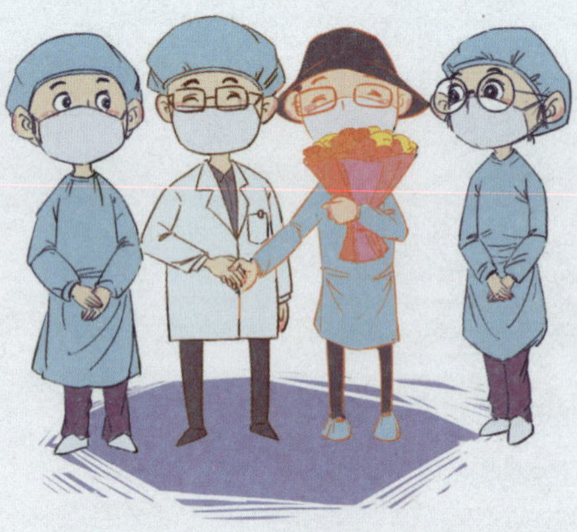

（3）建议在出院后第 2 周、第 4 周到医院随访、复诊。

40 治愈出院的病人，是否具有传染性

经过连续两次呼吸道病原核酸检测结果为阴性，复查胸片正常，血常规等各项检查结果正常、炎症指标也正常的病人，就意味着完全治愈了。他们可以解除隔离，回归正常生活。在治愈病人是不是具有传染性这一点上，公众不用质疑，也不要对接触治愈病人产生恐惧心理。治愈病人一般体内会携带抗体，在短期内二次感染的可能性小，可以跟正常人一样工作、学习、生活。

41 如何选择口罩

首先，选择正规厂家生产的一次性使用医用口罩、医用外科口罩、医用防护口罩或 N95 口罩。护理口罩、棉布口罩、海绵口罩均不推荐。

国家卫生健康委员会疾病预防控制局发布《预防新型冠状病毒感染的肺炎口罩使用指南》提出：

一次性使用医用口罩：推荐公众在非人员密集的公共场所使用。

医用外科口罩：防护效果优于一次性使用医用口罩，推荐疑似病例、公共交通司乘人员、出租车司机、环卫工人、公共场所服务人员等在岗期间佩戴。

KN95 或 N95 口罩及以上颗粒物防护口罩：防护效果优于医用外科口罩、一次性使用医用口罩，推荐现场调查、采样和检测人员使用，公众在人员高度密集场所或密闭公共场所也可佩戴。

医用防护口罩：推荐发热门诊、隔离病房医护人员及确诊患者转移时佩戴。有呼吸道基础疾病患者需在医生指导下使用防护口罩，年龄极小的婴幼儿不能戴口罩，易引起窒息。

42 如何正确佩戴医用外科口罩

（1）选择尺码合适的口罩。

（2）颜色深的一面朝外，颜色浅的一面正对脸部。

（3）带有金属条的部分在口罩的上方。

（4）分清楚口罩的正面、反面、上端、下端后，先将手洗干净，确定口罩是否正确之后，将两端的绳子挂在耳朵上。

（5）戴上口罩后，需要用双手压紧鼻梁两侧的金属条，使口罩上端紧贴鼻梁，然后向下拉伸口罩，使口罩不留有褶皱，覆盖鼻子和嘴巴。

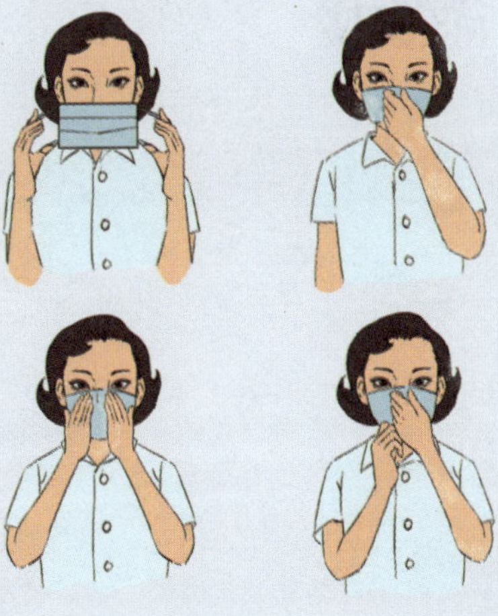

（6）适当调整口罩，使口罩周边充分贴合面部。

（7）建议 2 ～ 4 小时更换一次，如口罩变湿、沾到分泌物或损坏要及时更换。口罩不可共用。

43 用过的口罩如何处理

（1）普通人用过的口罩按生活垃圾分类的要求处理。

（2）疑似病例及其护理人员用过的口罩按照医疗废物收集和处理。

（3）摘口罩时手尽量不要触及口罩的外面，抓住两侧绑带取下后放入收集袋内再丢进垃圾桶。然后立即洗手或手消毒。

44 如何正确洗手

首先在流水下，淋湿双手。然后取适量洗手液（也可使用肥皂或香皂），均匀涂抹整个手掌、手背、手指和指缝。按七步洗手法认真搓双手至少 15 秒。具体洗手步骤如下：

（1）掌心相对，手指并拢，相互揉搓。

（2）手心对手背沿指缝相互揉搓，交替进行。

（3）掌心相对，双手交叉指缝相互揉搓。

（4）弯曲手指使指关节在另一手掌心旋转揉搓，交替进行。

（5）一手握住另一手大拇指旋转揉搓，交替进行。

（6）将五个手指尖并拢放在另一手掌心旋转揉搓，交替进行。

（7）螺旋式擦洗手腕，交替进行。

最后，在流水下彻底冲净双手并擦干。可取适量护手液护肤。

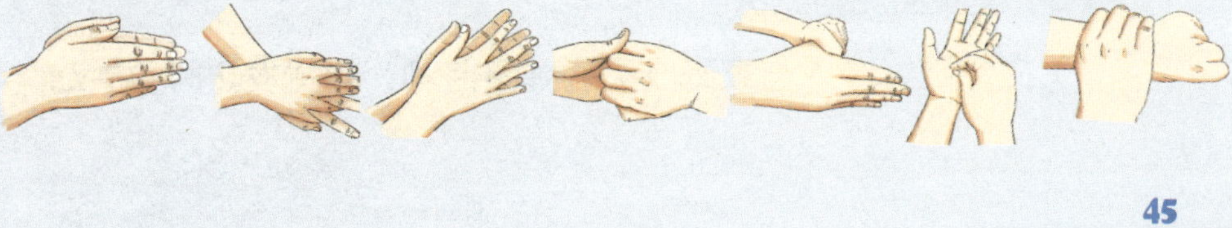

45 疾病流行期间外出和居家如何做好预防

（1）要尽量减少外出活动。避免去疾病正在流行的地区，减少走亲访友和聚餐，尽量在家休息。减少到人员密集的公共场所活动，尤其是空气流动性差的地方，如公共浴池、温泉、影院、网吧、KTV、商场、车站、机场、码头、展览馆等。

（2）外出时做好防护。

1）戴口罩。如果必须外出，外出时应佩戴口罩。外出前往公共场所、就医和乘坐公共交通工具时，佩戴医用外科口罩、一次性使用医用口罩或 N95 口罩。

2)保持手卫生。减少接触公共场所的物品；从公共场所返回、咳嗽手捂之后、饭前便后，用洗手液、肥皂或香皂，流水洗手，或者使用含酒精成分的免洗洗手液；不确定手是否清洁时，避免用手接触口、鼻、眼；打喷嚏或咳嗽时，用手肘衣服遮住口、鼻。

（3）健康监测与就医。

1）主动做好个人与家庭成员的健康监测，自觉发热时要主动测量体温。家中有小孩的，要注意观察孩子是否有头痛、食欲下降、活动减少、烦躁、哭闹及其他异常表现，如有发热要为其测量体温。

2）若出现可疑症状，应主动戴上口罩及时就近就医。若出现新型冠状病毒感染可疑症状（包括发热、咳嗽、咽痛、胸闷、呼吸困难、轻度食欲不振、乏力、精神差、恶心、呕吐、腹泻、头痛、心慌、结膜炎、轻度四肢或腰背部肌肉酸痛等），应根据病情，及时到医疗机构就诊。尽量避免乘坐地铁、公共汽车等交通工具，避免前往人员密集的场所。就诊时应主动告诉医生自己的相关疾病流行地区的旅行居住史，以及发病后接触过什么人，配合医生开展相关调查。

（4）保持良好卫生和健康习惯。

1）居室勤开窗，经常通风。

2）生熟砧板和刀具要分开，肉、禽、蛋类要煮熟。

3）家庭成员不共用毛巾，保持家居、餐具清洁，勤晒衣被。

4）饭前便后要洗手，不随地吐痰，口鼻分泌物用纸巾包好，弃置于有盖垃圾桶内。

5）注意营养，适度运动。

6）不要接触、购买和食用野生动物（即野味）；尽量避免前往售卖活体动物（家禽类、海产品、野生动物等）的市场。

7）养宠物的家庭注意宠物的卫生，加强对宠物的管理，避免宠物接触有感染的人。

8）因为疫情不能出门时，家人之间要相互关心，可以通过读书、运动或做家务等分散过度关注疫情的注意力。有孩子的家庭可以一起进行亲子游戏、亲子阅读、亲子锻炼等。

9）家庭备置体温计、一次性使用医用口罩、医用外科口罩或 N95 口罩、家庭消毒用品等。

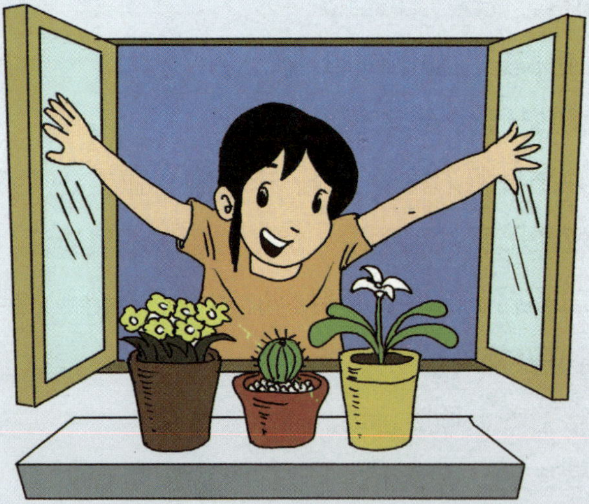

46 家庭成员出现可疑症状时怎么做

（1）家庭成员若出现新型冠状病毒感染的肺炎可疑症状，如发热、咳嗽、咽痛、胸闷、呼吸困难、轻度食欲不振、乏力、精神差、恶心呕吐、腹泻、头痛、心慌、结膜炎、轻度四肢或腰背部肌肉酸痛等，应根据病情及时就医。

（2）可疑症状者外出就诊时避免乘坐地铁、公共汽车等公共交通工具，避免前往人员密集的场所。

（3）就诊时应主动告诉医生自己在疾病流行地区的旅行、居住史，以及发病后接触过什么人，配合医生开展相关调查。

（4）可疑症状者与其家庭成员应佩戴口罩，与无症状的其他家庭成员保持距离，避免近距离接触。

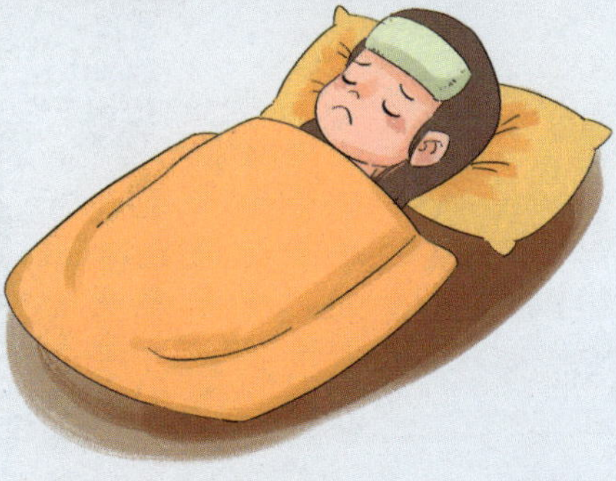

（5）若家庭中有人被诊断为新型冠状病毒感染的肺炎，其他家庭成员如果经判定为密切接触者，应接受 14 天医学观察。

47 怀疑身边人感染了新型冠状病毒怎么办

如果怀疑身边的人感染了新型冠状病毒，首先要做好个人防护，戴好口罩，避免近距离接触，同时，建议对方及时戴好口罩，到就近的定点发热门诊接受治疗。

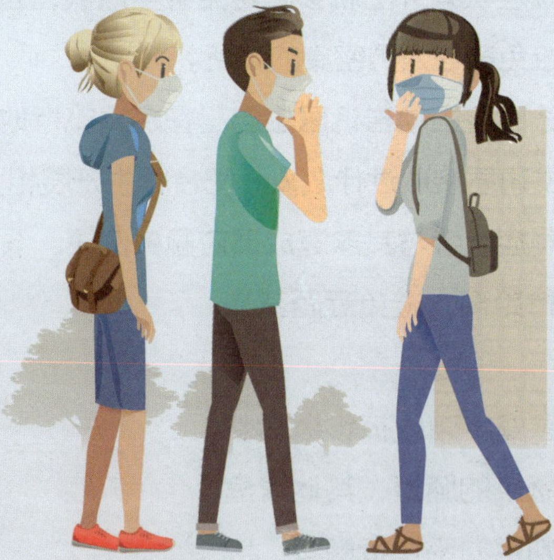

48 有疾病流行地区居住、旅行史的人员应该怎么做

（1）尽快到所在村委会或社区进行登记，减少外出活动，尤其是避免到人员密集的公共场所活动。

（2）从离开疾病流行地区的时间开始，连续 14 天进行自我健康状况监测，每天两次。条件允许时，尽量单独居住或居住在通风良好的单人房间，并尽量减少与家人密切接触。

（3）若出现新型冠状病毒感染可疑症状，如发热、咳嗽、咽痛、胸闷、呼吸困难、轻度食欲不振、乏力、精神差、恶心呕吐、腹泻、头痛、心慌、结膜炎、轻度四肢或腰背部肌肉酸痛等，应根据病情，及时到医疗机构就诊。

就医途中具体指导建议：①前往医院的路上，病人应该佩戴医用外科口罩、一次性使用医用口罩或 N95 口罩。②如果可以，应避免乘坐公共交通工具前往医院，路上打开车窗。③随时保

持手卫生。④在路上和医院时，尽可能远离其他人（至少1米）。⑤若路途中污染了交通工具，建议使用含氯消毒剂或过氧乙酸消毒剂，对所有被呼吸道分泌物或体液污染的表面进行消毒。

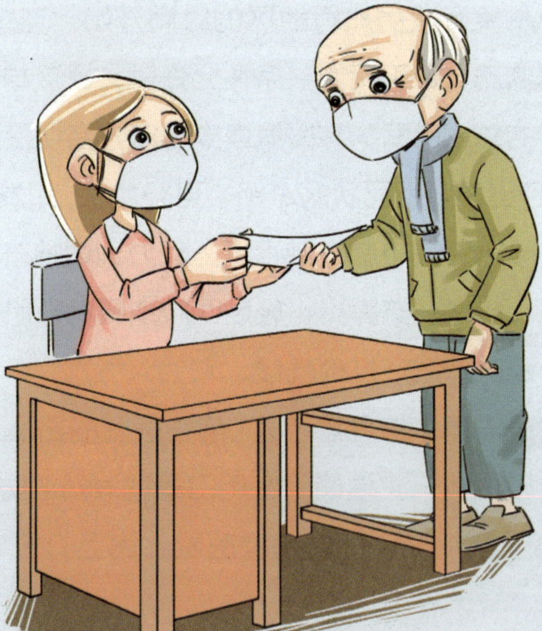

49 公共场所如何做好预防

（1）公共场所工作人员要自行健康监测，若出现新型冠状病毒感染的可疑症状，不要带病上班。

（2）若发现新型冠状病毒感染的可疑症状者，工作人员应要求其离开。

（3）公用物品及公共接触物品要定期清洗和消毒。

（4）保持公共场所内空气流通。保证空调系统或排气扇运转正常，定期清洗空调滤网，加强开窗通风换气。

（5）洗手间要配备足够的洗手液，保证水龙头等供水设施正常工作。

（6）保持环境卫生清洁，及时清理垃圾。

（7）疾病流行地区，公众应尽量减少前往公共场所，尤其是避免前往人员密集和空气流通较差的地方。

50 怎样选择上班出行方式

建议选择步行、骑行或乘坐私家车等出行方式，尽量避免搭乘公共交通工具。如果搭乘公共交通工具，请做好个人防护。

51 公共交通工具如何做好消毒等防范措施

（1）发生疾病流行地区的公共交通工具在岗工作人员应佩戴医用外科口罩或 N95 口罩，并每天做好健康监测。

（2）公共交通工具建议配备体温仪、口罩等物品。

（3）增加公共交通工具的清洁与消毒频次，做好清洁消毒工作记录和标识。

（4）保持公共交通工具良好的通风状态。

（5）保持车站、车厢内的卫生整洁，及时清理垃圾。

（6）做好人员的工作与轮休安排，确保司乘人员得到足够休息。

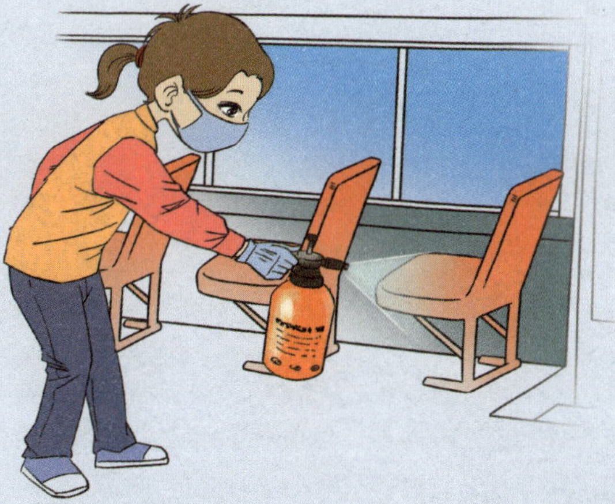

52 搭乘公共交通工具应该注意什么

搭乘公共交通工具要全程戴口罩；避免和减少攀谈聊天，与他人保持1米以上距离；咳嗽或打喷嚏时请用纸巾或手肘衣服遮掩口鼻；避免触摸交通工具的把手等物品；下车后及时用洗手液、肥皂或香皂及流水洗手，或用含酒精免洗洗手液消毒。

53 上班前做到哪些防控

（1）员工上班前自觉接受体温检测，体温正常可进入厂区、车间、办公室等工作。

（2）若有出现发热、乏力、干咳及胸闷等疑似新型冠状病毒感染症状的人员，应主动戴上口罩到就近的医疗机构就诊。

（3）应主动告诉预检分诊的医务人员和接诊医生是否有相关疾病流行地区的旅行史，以及发病后接触过的人，并配合开展相关调查。

54 办公场所怎样预防新型冠状病毒感染

电梯间、食堂、办公室和会议室等人流频次多或人员聚集的地方，尤其要注意防护。

保持办公场所室内的通风换气；消毒清洁公共区域（电梯间、食堂、会议室等）和部位（按键、水龙头、开关、电话、复印传真机等）；公务交谈或会议入座保持适度距离；勤洗手；不随地吐痰，如需吐痰可以先把痰吐在纸巾上，然后将其扔进封闭式垃圾箱内。咳嗽或打喷嚏时，用纸巾将口鼻完全遮住，并将用过的纸巾立刻扔进垃圾箱内，或用手肘衣服遮掩口鼻；避免各类聚会；当身体出现不适时，主动居家自我隔离。

55 搭乘电梯时应该怎样防护

搭乘电梯时请全程佩戴好口罩，最好用纸巾等物品隔离手接触按钮，出电梯后及时洗手或手消毒。

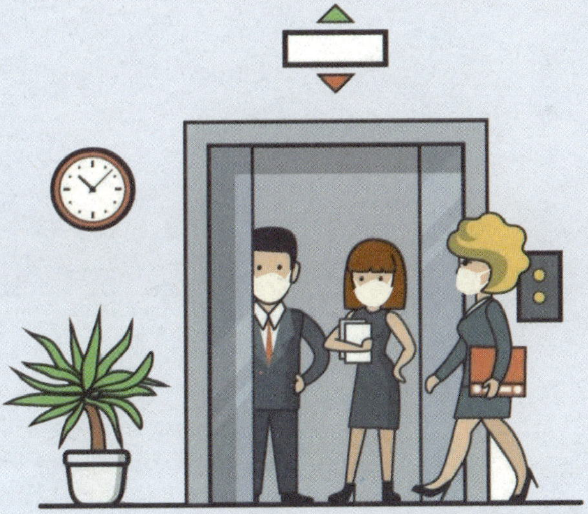

56 在办公室如何防护

保持办公区环境清洁，建议每日通风3次，每次20～30分钟，通风时注意保暖。交谈时保持1米以上距离，多人办公时佩戴口罩。保持勤洗手、多饮水，进食前、如厕后使用洗手液、肥皂或香皂及流水洗手。接待外来人员时，双方均应佩戴口罩。

57 参加会议如何防护

建议佩戴口罩，进入会议室前洗手。减少集中开会，控制会议时间，会议时间过长时，中途可开窗通风。座位保持一米间隔，会议过程中如需饮水，建议饮用瓶装水或使用自带水杯、一次性纸杯。会议结束后，场地、桌椅等须进行消毒。

58 公务来访如何防控

（1）企业安保人员工作时必须佩戴好口罩，并认真询问和登记来访人员状况，进行体温检测，询问有无疫区接触史和发热、咳嗽、呼吸不畅等症状。

（2）无上述情况，且体温正常，方可进入。发现异常情况及时报告。

（3）接待来访的人员及来访者双方均须佩戴口罩。

59 企业如何做好防护

（1）开工后，每日对厂区、车间等公共场所、电梯（有条件的单位一定要频繁为电梯间消毒，特别是按钮区）等人员聚集场所的设施、设备和使用频次多的部位进行清洁消毒。

（2）加强卫生与通风，保持空气流通和室内外环境卫生整洁。

（3）中央空调系统风机盘管正常使用时，需定期对送风口、回风口进行消毒；中央空调新风系统正常使用时，若出现疫情，不要停止风机运行，应在人员撤离后，对排风支管封闭，运行一段时间后关闭新风排风系统，同时进行消毒（应由专业空调维护人员实施消毒）；带回风的全空气系统，应把回风完全封闭，保证系统全新风运行。

60 到食堂就餐时应该做到哪些

提倡自带饭盒等餐具，分离就餐，应避免扎堆儿就餐，就餐前要洗手；避免面对面就餐；避免就餐时说话。

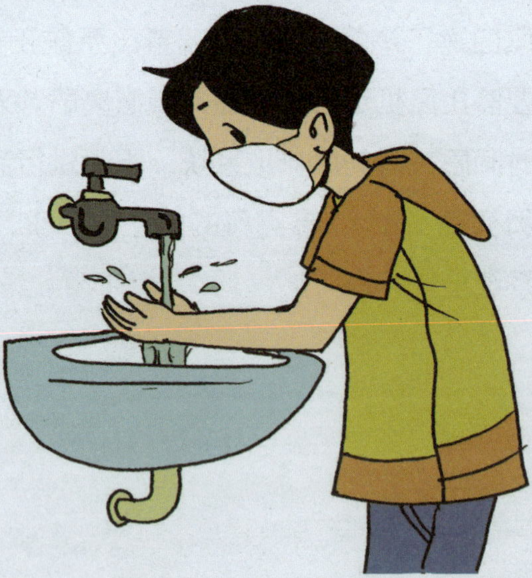

61 下班进家后如何防护

回到家中脱换外衣，放在固定位置，摘掉口罩时，手不要触摸口罩外层，按垃圾分类将口罩弃置于垃圾袋后及时洗手、洗脸，可使用消毒湿巾或 75% 酒精擦拭手机和钥匙等常用物品。

62 在学校怎样预防新型冠状病毒感染

（1）学生个人防护参照“45. 疾病流行期间外出和居家如何做好预防”。

（2）学生不随地吐痰，如需吐痰可以先把痰吐在纸巾上，然后将其扔进封闭式垃圾箱内。在自己咳嗽或打喷嚏时，用纸巾将口鼻完全遮住，并将用过的纸巾立刻扔进垃圾箱内，防止病菌传播；保持个人卫生，勤洗手。

（3）保持学校环境卫生，学校洗手间应备好肥皂或酒精为主要成分的洗手液，并有提示语提示同学及时洗手，不用污浊的毛巾擦手。

（4）患病的同学需在家静养。

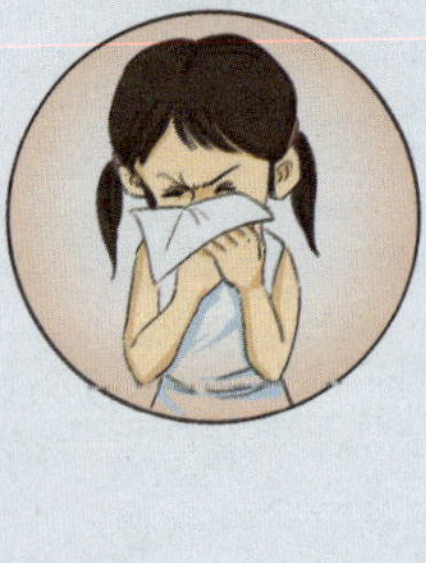

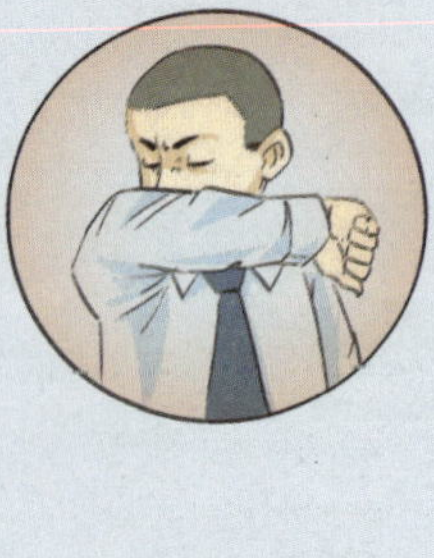

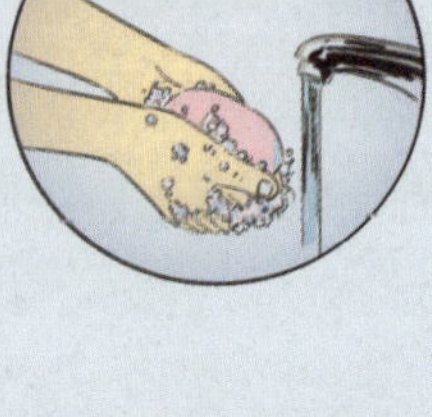

（5）学生要做到均衡饮食、适量运动、充足休息，避免过度疲劳。

（6）学校教室、学生宿舍、饭堂每天开窗通风，保持室内空气新鲜。每天通风不少于 2 小时，自然通风不良的，应机械加强通风，寄宿学校学生要勤晾晒被褥、勤洗手、勤换衣、不共用毛巾等。

（7）学校如果有疑似病例出现，应在向教育行政部门报告的同时向当地卫生部门报告，疑似病例及时就医治疗。学校组织校园内环境消毒，对部分重点场所、公用物品进行消毒处理，以物体表面消毒为主(含氯消毒液如 1 ∶ 49 漂白水、二氧化氯液擦拭)，空气消毒为辅（必要时可使用过氧乙酸、乳酸、醋酸喷雾或熏蒸）。

（8）有疑似病例出现时，学校要实行每天晨检制度，测量体温，发现体温≥ 37.3℃的流感样学生或工作人员应劝其及时就医并回家休息。学校内因病缺勤 / 缺课短期内异常增加时，应在向教育行政部门报告的同时向当地卫生部门报告。

（9）学校的传染病疫情报告人在发现学校有流感样病例暴发疫情时要在第一时间向当地疾病预防控制机构报告，同时向上级教育主管部门报告。校医室医务人员做好病例的登记和管理，按照流感样病例登记表填写好相关信息，并协助疾控机构医生做好采样工作和处理工作。

63 在医院怎样预防新型冠状病毒感染

（1）去医院看病、探望病人时，尤其是去医院的发热门诊或呼吸科就诊时应戴口罩。

（2）尽可能避免与有呼吸道疾病症状（如发热、咳嗽或打喷嚏等）的人密切接触。

（3）保持良好的个人卫生习惯，不随地吐痰，如需吐痰可以先把痰吐在纸巾上，然后将其扔进封闭式垃圾箱内。在自己咳嗽或打喷嚏时，用纸巾将口鼻完全遮住，并将用过的纸巾立刻扔进垃圾箱内，防止病菌传播。

（4）用洗手液（或肥皂、香皂）和流动的清水洗手，或用含酒精免洗洗手液清洗双手，不用脏手接触口、眼、鼻。

（5）若出现新型冠状病毒感染的肺炎可疑症状，如发热、咳嗽、咽痛、胸闷、呼吸困难、轻度食欲不振、乏力、精神差、恶心呕吐、腹泻、头痛、心慌、结膜炎、轻度四肢或腰背部肌肉酸痛等，应根据病情及时就医。

64 疾病流行时因其他疾病就医时如何做好防护

（1）原则上尽可能少去或不去医院，除非必须立即就医的急症、危重症病人。如果必须就医，应就近选择能满足需求的、门诊量较少的医疗机构；只做必需的、急需的医疗检查和医疗操作，其他项目和操作尽可能择期补做；如果可以选择就诊科室，尽可能避开发热门诊、急诊等。

（2）若需前往医院，尽可能事先网络或电话了解拟就诊医院情况，做好预约和准备，熟悉医院科室布局和看病流程等，尽可能减少就诊时间。

（3）前往医院的路上和在医院内，病人与陪同家属均应该全程佩戴医用外科口罩或 N95 口罩，并在口罩污染后及时进行更换。

（4）如果可以，应避免乘坐公共交通工具前往医院。

（5）随时保持手卫生，备便携的含酒精免洗洗手液。在路上和医院时，人与人之间尽可能保持至少 1 米的距离。

（6）若路途中污染了交通工具，建议使用含氯消毒剂和过氧乙酸消毒剂对所有被呼吸道分泌物或体液污染的表面进行消毒。

（7）尽量避免用手接触口、眼、鼻，打喷嚏或咳嗽时用纸巾或肘部衣服遮住口、鼻。

（8）接触医院门把手、门帘、医生白大衣等医院物品后及时清洁双手，如果不能及时清洁双手，不要接触口、眼、鼻。就诊过程中，尽可能减少在医院停留的时间。

（9）病人返家后，立即更换衣服，用洗手液、肥皂或香皂及流水认真洗手，衣物尽快清洗。

（10）若出现可疑症状，如发热、咳嗽、咽痛、胸闷、呼吸困难、乏力、恶心呕吐、腹泻、结膜炎、肌肉酸痛等，根据病情及时就诊，并向接诊医生告知过去 2 周的活动史。

65 什么情况下可以居家医学观察

密切接触者或可疑暴露者必须进行医学观察。医学观察包括居家隔离医学观察和集中隔离医学观察。居家医学观察需按照当地现行的医学观察管理规定执行。隔离观察期限为被观察对象自最后一次与病例发生无有效防护的接触或可疑暴露后 14 天。观察期满未发病者可恢复正常的学习、工作和生活。

66 病例密切接触者如何做好居家医学观察

新型冠状病毒感染的肺炎确诊病例密切接触者应从和病人接触的最后一天起采取医学观察 14 天。在家中观察期间需与医学观察人员保持联系，并需要了解病情观察和护理要点，掌握家庭预防的洗手、通风、防护和消毒措施。具体建议如下：

（1）居家隔离医学观察人员可以选择家庭中通风较好的房间隔离，多开窗通风；保持房门随时关闭，在打开与其他家庭成员或室友相通的房门时先开窗通风。

（2）在隔离房间活动可以不戴口罩，离开隔离房间时先戴外科口罩。佩戴新外科口罩前后和处理用后的口罩后，应当及时洗手。

（3）必须离开隔离房间时，先戴好外科口罩，洗手或手消毒后再出门。不随意离开隔离房间。

（4）尽可能减少与其他家庭成员接触，必须接触时保持 1 米以上距离，尽量处于下风向。

（5）生活用品与其他家庭成员或室友分开，避免交叉污染。

（6）避免使用中央空调。

（7）保持充足的休息时间和充足的营养。最好限制在隔离房间进食、饮水。尽量不要共用卫生间，必须共用时须分时段，用后通风并用酒精等消毒剂消毒身体接触的物体表面。

（8）讲究咳嗽礼仪，咳嗽时用纸巾遮盖口鼻，不随地吐痰，用后纸巾及口罩丢入专门的带盖垃圾桶内。

（9）用过的物品及时清洁消毒。

（10）按居家隔离医学观察通知，每日上午下午测量体温，自觉发热时随时测量并记录。出现发热、咳嗽、气促等急性呼吸道症状时，及时联系隔离点观察人员。

67 老年人、儿童等特殊人群如何做好防护

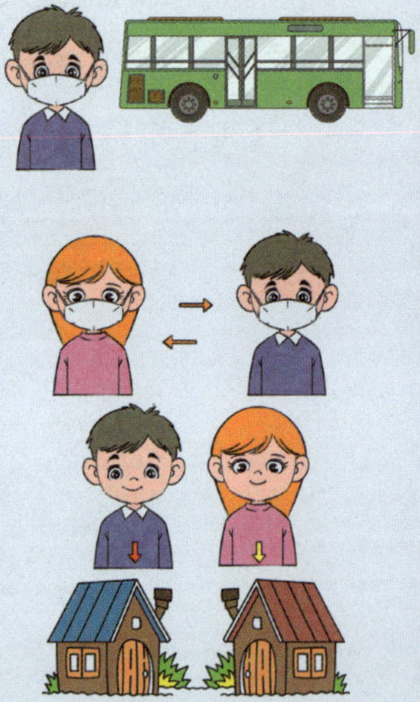

人群普遍易感新型冠状病毒，尤其是老年人和儿童自身免疫力相对其他年龄组人群为弱，且自我防护能力较低，更应该做好日常防护。应尽量避免外出，外出戴好适宜的一次性医用口罩；勤洗手，养成良好个人卫生习惯；居家通风注意保暖；均衡营养，注意饮食卫生；适度运动，作息规律，保持心情平和；有慢性病者要注意血压、血糖监测，遵医服药，做好慢性病自我管理，若遇突发急症要及时就医；要每天关注老年人和孩子的体温和健康状况，有异常症状出现时，要及时隔离，报告社区，就医时戴好口罩，避免乘公共交通工具；看护婴幼儿的家长要勤洗手，幼儿避免近距离接触外来人。患病戴口罩的儿童要随时注意有无呼吸困难等不适情况。

68 普通家庭如何做好居家消毒

在疾病流行期间，外出回家后，应及时用洗手液、肥皂或香皂和流水洗手，或用含酒精免洗洗手液或消毒剂进行手消毒。桌椅等物体表面每天做好清洁，并定期消毒；身体健康状况不明的客人来访后，及时对室内相关物体表面进行消毒，可选择合法有效的消毒剂或消毒湿巾擦拭消毒。室内做好通风换气，可采取自然通风或机械通风。冬天开窗通风时，需注意避免室内外温差大而引起感冒。

物体表面：对台面、门把手、电话机、开关、热水壶把手、洗手盆、坐便器等经常接触的物体表面，可使用含氯消毒剂（有效氯浓度 500 mg/L）擦拭，作用 30 分钟，再用清水擦净。

手消毒可采用有效碘含量为 0.5% 的碘伏消毒液或含 75% 酒精消毒液擦拭手部 1 ~ 3 分钟。有肉眼可见污染物时应先使用洗手液在流动水下洗手，然后消毒。皮肤被污染物污染时，应立即清除污染物，然后用一次性吸水材料蘸取 0.5% 碘伏消毒液或过氧化氢消毒剂擦拭消毒 3 分钟以上，使用清水清洗干净。

69 家中出现新型冠状病毒感染的病人时，该采取何种消毒措施

病人离开后（如住院、解除隔离、死亡等），应对家里进行终末消毒。终末消毒的对象包括房间地面、墙壁、桌椅等家具台面、门把手，病人餐饮具、衣服和被褥等生活用品，玩具，卫生间等。终末消毒一般由专业人员完成，可联系当地疾病预防控制中心。其他家庭成员为密切接触者，应接受 14 天医学观察。

70 疾病流行期间怎样做好生活调节，增强免疫力

（1）心平气和，清心勿躁。

（2）清淡饮食，适当增加新鲜的蔬果，少食或忌食油炸、熏烤或辛辣、油腻食品，戒烟限酒。

（3）保持良好卫生习惯，勤洗手，戴口罩。

（4）按时作息，避免熬夜。

（5）开窗通风，室温不宜太高，保持室内空气湿润。

（6）适度锻炼，可进行适当有氧运动，避免过汗耗气。

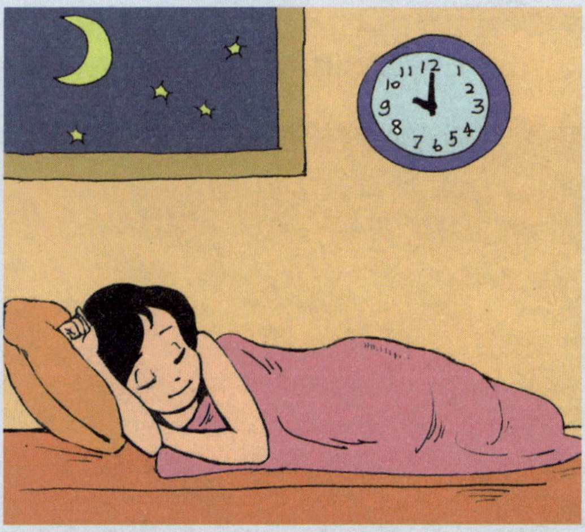

71 疫情面前做好情绪管理

过度的心理应激对全身多个免疫器官均有影响，还会引起躯体和情绪、认知症状，如食欲差、恶心、睡眠浅、早醒、焦虑等。

对灾难带来的情绪情感，不要自己憋在心里，可以选择自己信任的家人或朋友分享你的想法和感受，也可以通过做自己喜欢的事情来转移注意力。

多从权威可靠的媒体获得信息，心中有数就不会人云亦云、六神无主。

针对过度的应激反应，可通过正念疗法、冥想、瑜伽、呼吸练习、渐进性放松疗法等方法进行缓解。

72 可以居家进行的拉伸运动

以下动作建议每个保持10~30秒，重复3次；每周可进行3~5天，根据个人情况适量选择。

（1）小腿三头肌拉伸：前腿屈曲，后腿伸直，拉伸后侧小腿肌肉，注意后腿脚跟不要离地。

（2）股四头肌拉伸：屈膝抬起一侧小腿，同侧手拉住抬起的脚，另一只手扶墙保持平衡。

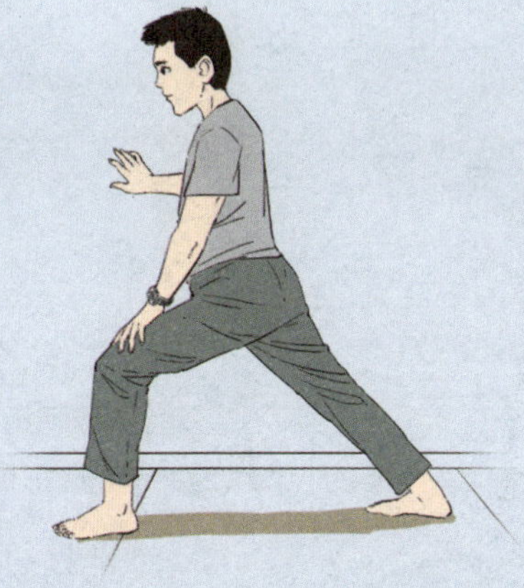

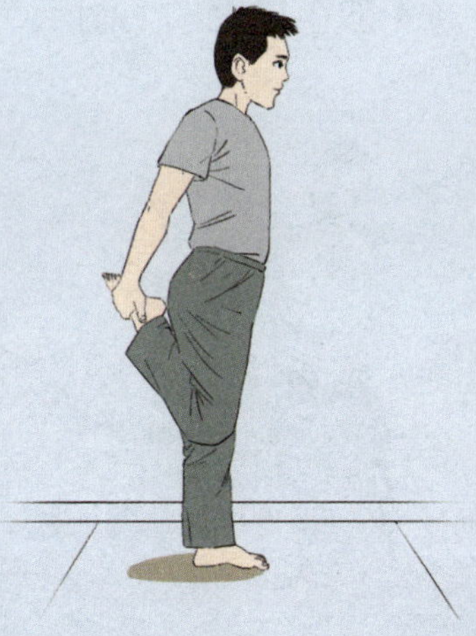

（3）腘绳肌拉伸：仰卧位，一腿屈髋 90° ，双手抱于屈髋腿远端，然后伸膝至感到大腿后侧有牵拉感。

（4）臀部拉伸：双手用力抱紧膝盖，紧贴腹部上提，同时踮起脚尖。

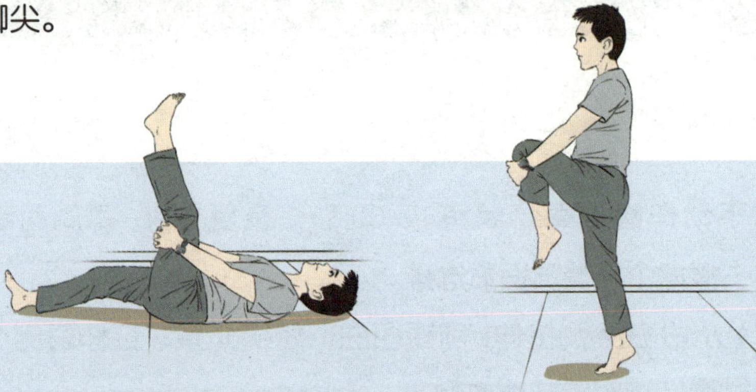

（5）肩部肌群拉伸：

1）肩前屈 90° ，水平内收肩关节，对侧手在肘关节处加力帮助拉伸。

2）双手握毛巾如图示，上侧的手用力向上提拉。

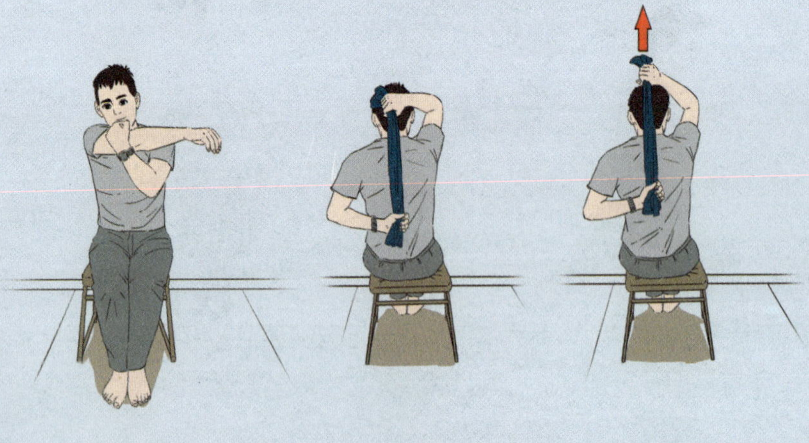

3）胸部肌群牵拉：站立位靠墙，手向上放于门框旁，身体缓慢靠近门框帮助拉伸。

4）跪姿背部拉伸：手臂向前延伸，臀部向后坐于脚跟。

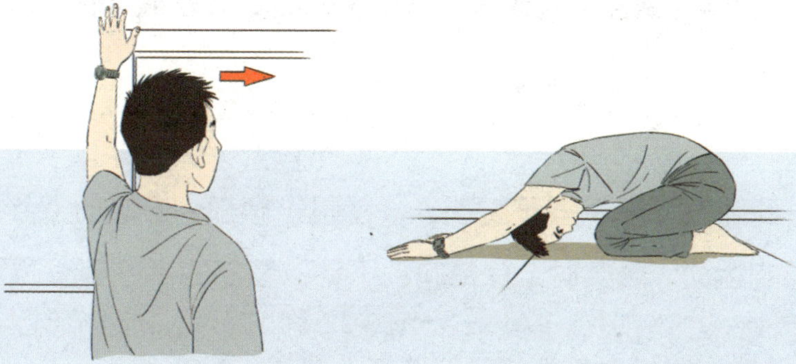

5）猫式伸展：双手双膝着地俯撑；低头，拱起上背部，呼气；抬头，胸部下沉塌腰，吸气。

6）颈部肌群拉伸：坐位，头向一侧侧屈，同侧手放于头部适当用力下压帮助拉伸。

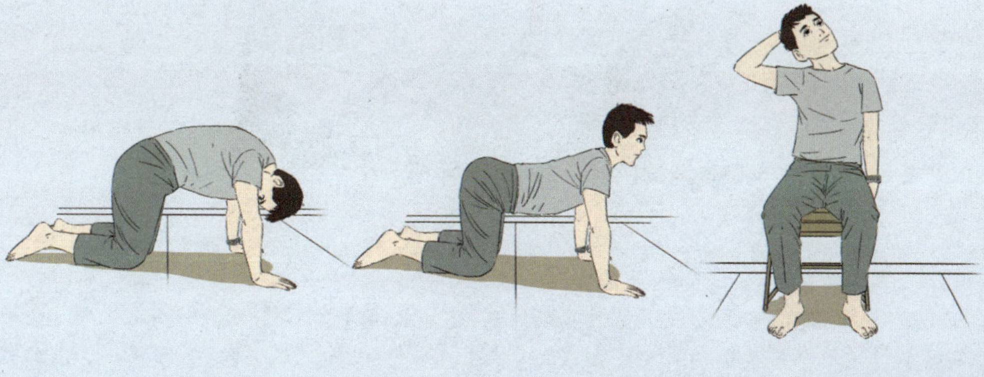

73 呼吸训练

仰卧位，一手置于胸部，一手置于腹部，呼吸时双手感受胸腹部的运动。吸气时，保持胸部不动，腹部的手感到微微上抬。

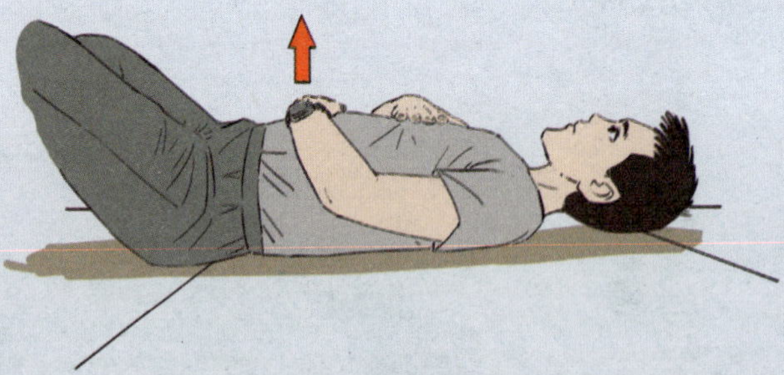

74 误区 1 新型冠状病毒就是 SARS 病毒

新型冠状病毒属于 β 属的冠状病毒，有包膜，颗粒呈圆形或椭圆形，常为多形性，直径 60 ~ 140 nm。其基因特征与 SARS 冠状病毒和 MERS 冠状病毒有明显区别。

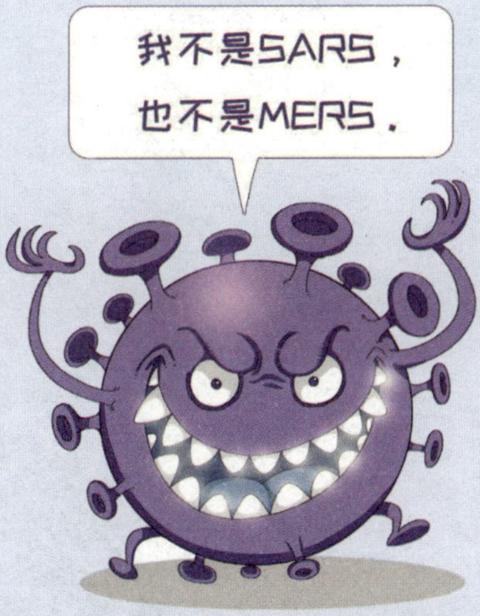

75 误区 2 老年人容易感染新型冠状病毒

这次新型冠状病毒是一个新发现的病毒类型，所有人群都是易感人群。

易感人群指的是原来没有感染过，没有抵抗力，没有免疫力物质的产生，对传染病病原体缺乏特异性免疫力，易受感染的人群。而老年人、抵抗力差的人、有基础疾病的人，又是更易感的人群，感染后也更容易发展为重症。

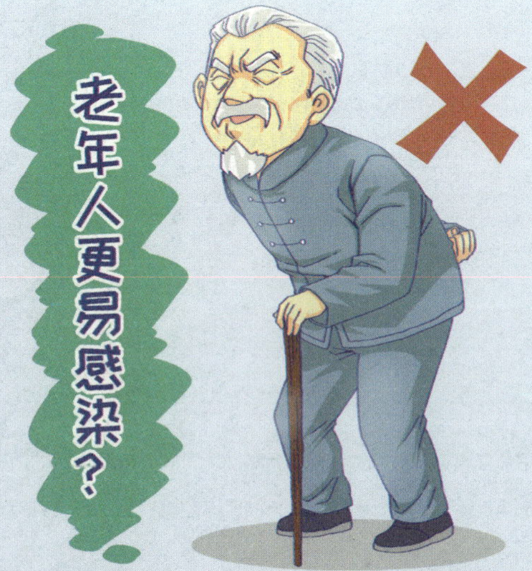

76 误区 3 出现发热、乏力、干咳等临床表现，意味着被感染

很多呼吸道疾病都会出现发热、乏力、干咳，也可能是普通感冒、流感等。是否诊断为新型冠状病毒肺炎，首先根据流行病学史和临床表现分析是否是新型冠状病毒肺炎疑似病例，再根据核酸检测或病毒基因测序来确诊。疫情期间，如果自觉身体不适需要就医，可以首先去社区医院就诊，或者根据社区医生建议，再去更高级别医院就医。

就诊时一定要正确佩戴口罩，做好自身防护，并尽量避免乘坐公共交通工具。

77 误区 4 吃抗生素能预防新型冠状病毒感染

新型冠状病毒感染的肺炎病原体是病毒，而抗生素针对的是细菌，因此吃抗生素不能预防新型冠状病毒感染；以“预防”为目的，错误使用抗生素会引起和加重抗生素耐药性。

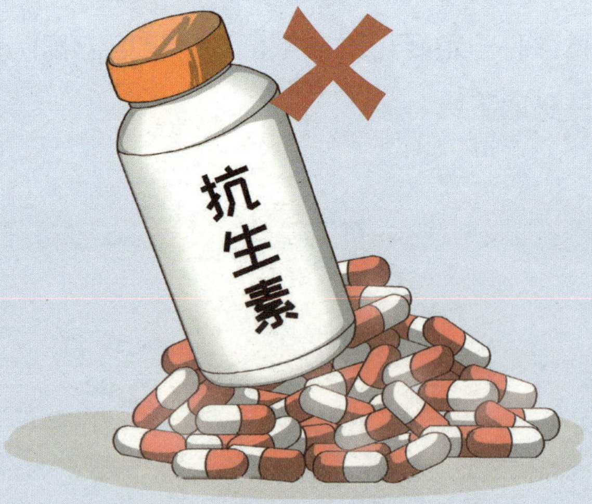

78 误区 5 服用维生素 C 能提高免疫力

维生素 C 可帮助机体维持正常的免疫功能，但不能提高身体免疫力，也没有抗病毒的作用。在疾病治疗过程中，摄入维生素 C 通常只是辅助性质的治疗。

79 误区 6 喝板蓝根可以预防新型冠状病毒感染

板蓝根适用于风热感冒等热性疾病的治疗，对预防冠状病毒感染无效。很多药物是有偏性的，机体本来正常，盲目吃药反而会致病。

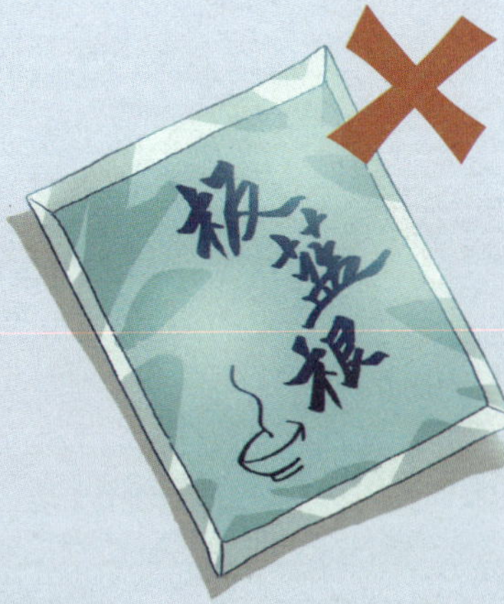

80 误区 7 饮高度酒可对抗新型冠状病毒感染

喝入身体的高度酒，只会被吸收代谢，不会作用于病毒。医用酒精与平时喝的酒完全不同。“新型冠状病毒怕酒精，75% 的酒精能够杀灭病毒”指的是医用酒精，擦拭才能消毒，不代表喝酒能杀灭病毒。

新型冠状病毒对热敏感，56 ℃加热 30 分钟可以杀灭病毒。此外，乙醚、75% 的酒精、含氯消毒剂、过氧乙酸和氯仿等脂溶剂均可有效灭活病毒。

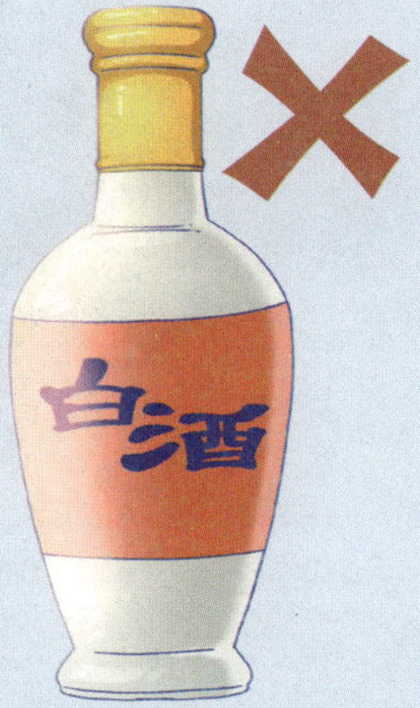

81 误区 8 吃大蒜可以预防新型冠状病毒感染

“吃大蒜可以预防新型冠状病毒感染”这种说法缺乏科学依据和临床实验证据。不管是直接吃、榨汁喝还是炖煮吃都没有用。大蒜提取物的抗菌等药理作用仅是体外实验，同时大蒜的作用和大蒜提取物的作用差距很大；目前还没有临床试验数据证明大蒜有抗病毒效果。

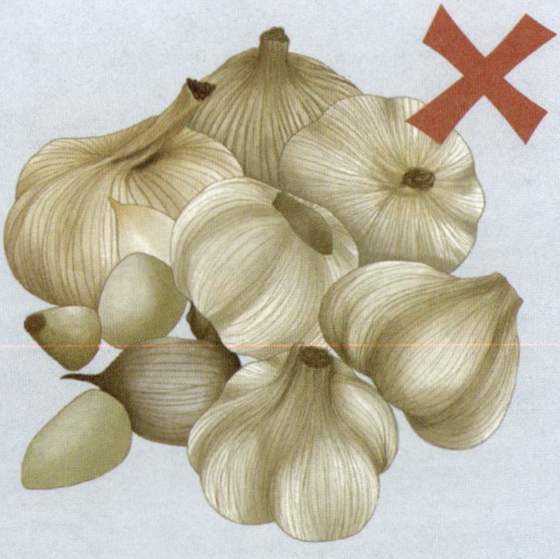

82 误区 9 用过的口罩用火焚烧、开水烫、剪碎后丢掉

（1）在医疗机构使用后的口罩。目前，医疗机构将使用过的一次性医用口罩作为“医疗废物”管理，所以如在医疗机构场所内丢弃口罩时必须投进黄色的垃圾箱（袋）内。

（2）居民日常使用后的口罩。根据谨慎原则，从最大限度保护人民的生命和健康角度出发，建议把用过的一次性口罩单独放在塑料袋等密封袋里，然后把密封袋投入到“其他垃圾”桶里。

（3）居家观察或集中隔离的群众使用后的口罩。在就诊或接受隔离时，可以将使用过的口罩放置于密封袋中交给相关工作人员，由工作人员代为处理。

处理完口罩后，记得及时用肥皂和流水洗手。

83 误区 10 戴多层一次性医用口罩可以更好地预防新型冠状病毒感染

佩戴多层一次性医用口罩不等于预防效果更好，反而会影响口罩的密闭性，并且佩戴多层口罩可能造成呼吸不畅。在日常生活中，正确佩戴单个一次性使用医用口罩或医用外科口罩即可基本达到预防效果。

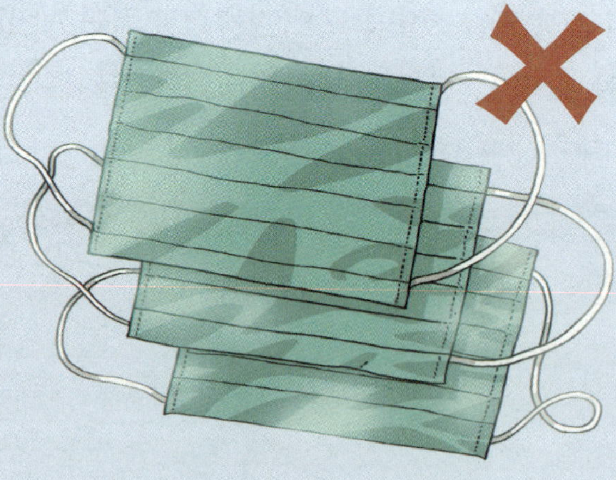

84 误区 11 一次性医用口罩戴正、戴反无所谓

所有口罩要正确佩戴才能起到最好的防护效果。

一次性医用口罩戴反了，不仅防护能力会大大减弱，而且也影响舒适感。正确的操作是颜色较深的一面朝外，颜色较浅的朝自己，边沿有金属条的朝上戴在鼻子上，用手压紧鼻梁两侧金属条，使口罩上端紧贴鼻梁。

85 误区 12 口罩正面戴完再反过来戴

不能为了节省口罩而采用正面戴完（明显感觉潮湿后）再反过来戴，这样非常危险。另外还有群众采用“不生病的时候口罩正着戴、生病的时候口罩反着戴”的错误做法。因为口罩朝外的一面是污染面，反过来戴可能会造成自己被细菌和病毒感染。

86 误区 13 口罩不需要更换，可以一直戴着

一次性医用口罩和医用外科口罩建议每隔 2 ～ 4 小时更换 1 次，两种口罩都是一次性使用，但普通群众如无发热或流涕、打喷嚏、鼻塞等症状，口罩可以少次重复使用，每次用后放置于固定独立位置，如口罩变得潮湿或被分泌物污染，必须立即换掉。

N95 口罩限个人使用，在受损、变形、变湿、变脏或被污染时都应丢弃。

87 误区 14 带呼吸阀的口罩没有用

口罩上有呼吸阀不用担心。呼吸阀的气流是单向向外的，不影响使用者的防护效果。但是已经有症状的人，建议不要使用带有呼吸阀的防护口罩，因为它无法阻挡病毒飞沫溢出。

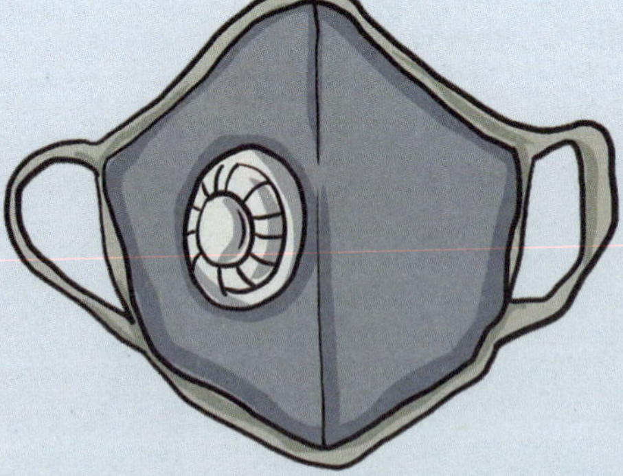

88 误区 15 普通居民日常防护需要佩戴护目镜

佩戴护目镜是对直接和病人接触的医护人员的防护建议，普通人出门一般没必要戴，不必抢购护目镜。专家提醒，结膜感染病毒的主要途径是手，远远看一眼是不会传染疾病的。所以防病最重要的方法是勤洗手。如果在医院近距离接触过发热病人，手机和眼镜也要消毒清洁。

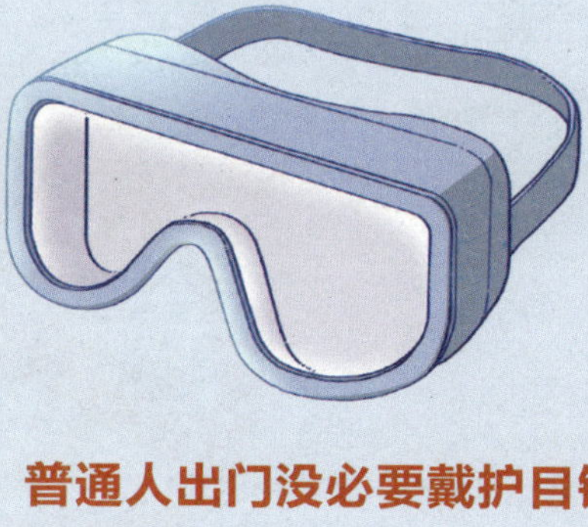

普通人出门没必要戴护目镜

89 误区 16 吸烟能预防新型冠状病毒感染

吸烟可以预防病毒感染是从非典时期就存在的谣言。吸烟不仅无法对新型冠状病毒感染产生预防作用，而且还会刺激呼吸道。吸烟的时候，会导致人体血液中尼古丁含量增高，容易引起血管痉挛，导致局部器官短暂性缺氧，尤其是呼吸道和内脏器官的氧气含量会减少。因此，吸烟容易导致人体抗病能力的减弱，增加感染概率，而且一旦感染发生重症的风险也更大。

此外，吸烟时无法戴口罩，手部会触碰口鼻，也会增加病毒感染风险。建议越早戒烟越好。

90 误区 17 熏醋能消毒空气，预防新型冠状病毒感染

熏醋没有预防新型冠状病毒感染的作用。一瓶醋里的醋酸含量最多也只有 5%，将醋里的醋酸蒸发到空气中的做法对提升空间的空气酸度十分有限，达不到消毒效果。而且醋酸挥发到房间后可能对人体呼吸道黏膜产生刺激作用，导致咽喉不适、恶心及呼吸困难。对呼吸道敏感的儿童、老人，以及有哮喘病史的人而言，熏醋很可能会诱发呼吸系统疾病。

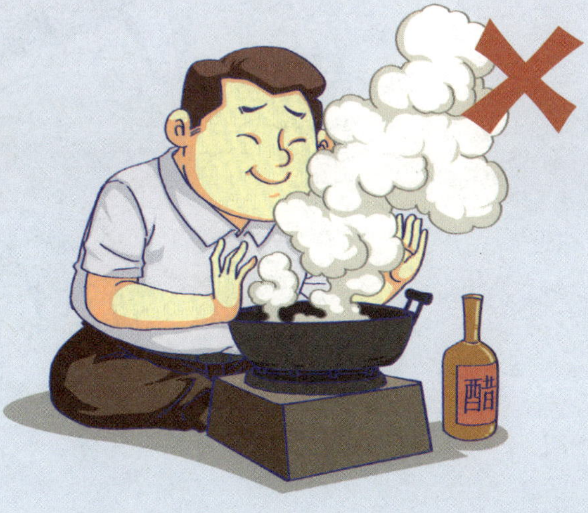

91 误区 18 盐水漱口可以杀灭新型冠状病毒

目前尚无任何研究结果显示盐水对新型冠状病毒有杀灭作用。盐水漱口有利于清洁口腔和咽喉，对咽喉炎有帮助。但是新型冠状病毒侵犯的部位在呼吸道，漱口没有办法清洁呼吸道。

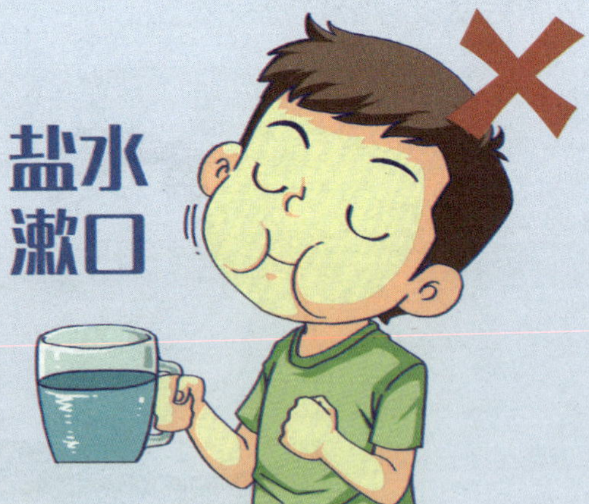

92 误区 19 香油滴鼻孔可防病毒传播

香油滴入鼻孔，既阻隔不了病毒进来，也不能抑制病毒繁衍，除了让身体有香油味，没有任何其他效果。

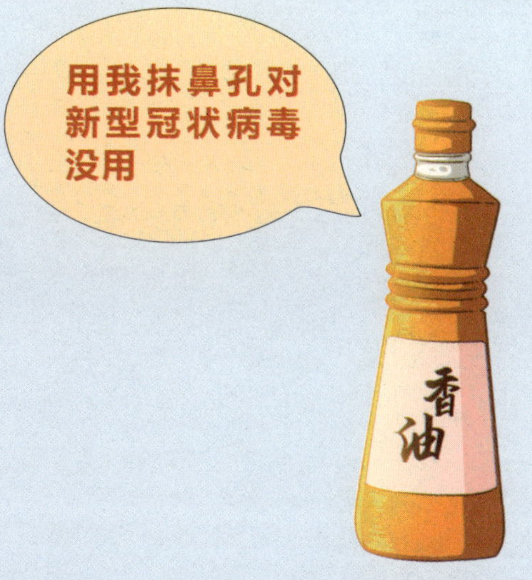

93 误区 20 带毛领或绒线的外套容易吸附病毒

从流感病毒的性质推测，病毒更喜欢光滑无孔的表面。病毒通过飞沫传播，并不是单独在空气中，其可能在任何材质的衣物上停留，出门回家后应及时洗手，双手不接触口、眼、鼻等，做好外套晾晒通风。

94 误区 21 用 56 ℃热水洗澡能对抗新型冠状病毒

人体的体温是相对恒定的。洗热水澡也无法提升体内温度，无法预防病毒感染，还可能会有生命危险。杀死新型冠状病毒至少需要在 56 ℃的环境中 30 分钟。人在 56 ℃的水里洗 30 分钟，可能会得热射病，有生命危险。

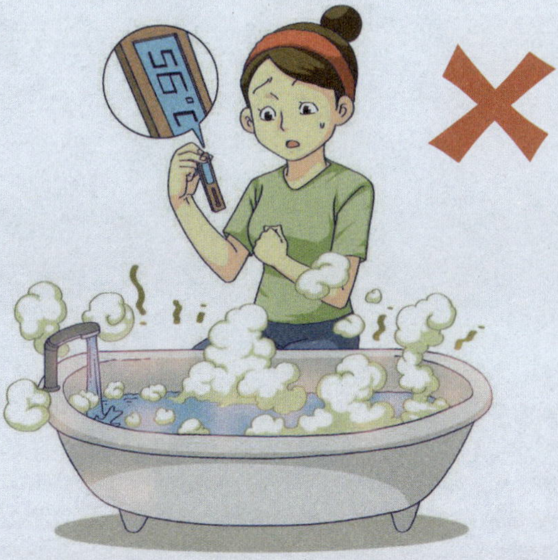

用 56℃的水洗澡 30 分钟，不能够预防新型冠状病毒感染的肺炎

95 误区 22 桑拿、汗蒸能预防新型冠状病毒感染

桑拿房内温度的确较高，但人体的体温是相对恒定的，无法预防病毒，并且桑拿、汗蒸的地方通风差、人多，反而增加疾病传播的概率，另外，长时间桑拿、汗蒸，可能会出现脱水甚至休克等症状。

96 误区 23 用微波炉加热使用过的口罩可以消毒

不能用微波炉、电烤箱和蒸锅加热使用过的口罩。一方面口罩内部结构被破坏，口罩无法使用；另一方面，微波炉、电烤箱和蒸锅由于处理医疗垃圾，也不能继续加热食物。

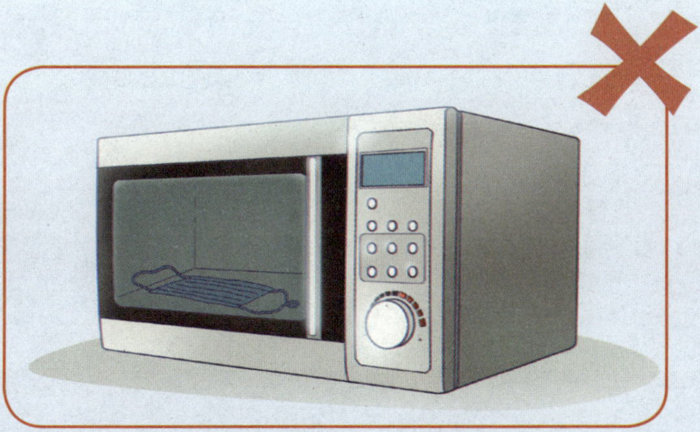

97 误区 24 全身喷洒酒精可起到消毒效果

病毒对于外界抵抗力不强，75% 的酒精就可以消毒，但是，这是对于有可能被污染的一些物体的消毒，并不是在家里针对人也要这样消毒。人接触外面物体的主要是手，用肥皂和流水洗手，才是最重要的措施。

75% 的酒精是易燃物品，请注意不要在密闭空间大量喷洒。

98 误区 25 酒精浓度越高，消毒效果越好

75% 的酒精对新型冠状病毒是有效的杀毒剂，更高浓度的如 95% 的酒精在无水的情况下，不容易使病毒中含有的基本的物质蛋白质发生变异。

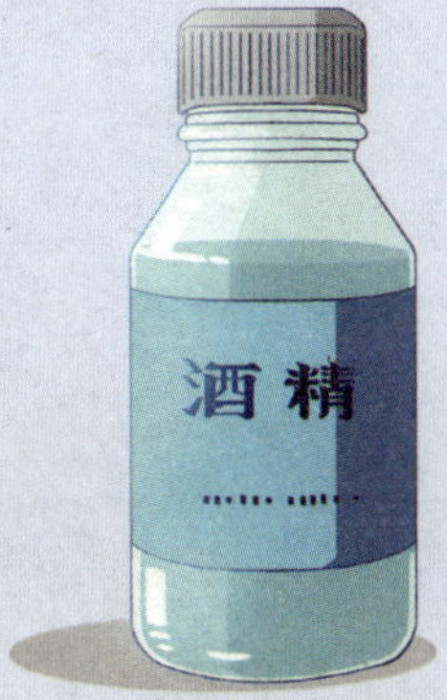

画重点：75%

99 误区 26 晒太阳可以杀灭新型冠状病毒

太阳的照射温度达不到 56 ℃，而且日照紫外线也达不到紫外线消毒灯的强度，无论从哪一个角度都达不到杀灭病毒的要求。如要外出晒太阳，仍需戴好口罩，做好必要防护。

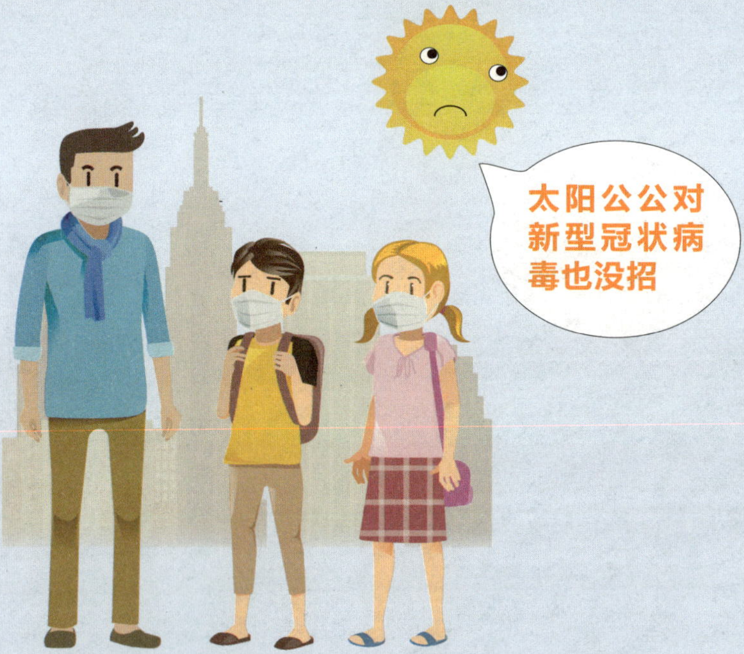

100 误区 27 身边没有疫情，不用戴口罩

无论身边有没有疫情，按照社区疫情防控管理规定，尽量少出门，若外出建议戴口罩。疫情中，很多新型冠状病毒携带者可能出现在全国各地，而且部分病毒携带者可能身上还没有症状，这意味着，我们都有可能会接触到病毒携带者。合理佩戴口罩，可有效阻挡飞沫，能阻断病毒直接进入人体内。

出门戴口罩！戴口罩！戴口罩！